El doctorado en educación:
¿Reproducir o transformar?

Miguel A. Santos Rego (ed.)

El doctorado en educación
¿Reproducir o transformar?

PETER LANG

Lausanne · Berlin · Bruxelles · Chennai · New York · Oxford

Información bibliográfica publicada por la Deutsche Nationalbibliothek
La Deutsche Nationalbibliothek recoge esta publicación en la Deutsche
Nationalbibliografie; los datos bibliográficos detallados están disponibles en Internet en
http://dnb.d-nb.de.

Catalogación en publicación de la Biblioteca del Congreso
Para este libro ha sido solicitado un registro en el catálogo CIP de la Biblioteca del
Congreso: LCCN: 2025008306

ISBN 978-3-631-93140-0 (Print)
E-ISBN 978-3-631-93141-7 (ePDF)
E-ISBN 978-3-631-93142-4 (ePUB)
DOI 10.3726/b22596

© 2025 Peter Lang Group AG, Lausanne (Suiza)
Publicado por Peter Lang GmbH, Berlin (Alemania)
info@peterlang.com

www.peterlang.com

Índice

Prólogo

Todas las personas que dentro o fuera de la universidad nos afanamos en conocer más de la pedagogía como nuclear ciencia de la educación, deberíamos saludar con sincero agradecimiento la aparición de un libro como este, cuyo destacado empeño (pero no el único) es provocar una saludable inquietud evaluativa, que conlleva suscitar preguntas y vertebrar respuestas, con calidad argumental, acerca del doctorado en educación.

Lo sugerente en el volumen, de muy cuidada edición, es precisamente la llamada de atención, con recorrido comparado incluido, sobre la necesidad de saber, o al menos de debatir con el nivel requerido, si la máxima titulación a la que pueden aspirar nuestras graduadas y graduados está a la altura de lo que anuncia o si, por el contrario, merece la apertura de alguna que otra ruta transformativa. Referimos, no lo olvidemos, una pieza clave donde las haya para continuar la búsqueda de más y –tal vez– mejor conocimiento de un vector, teórica e inmarcesiblemente útil, en la construcción cognitiva, afectiva y cívica de lo humano, máxime ahora cuando la narrativa de lo poshumano está a la orden del día, merced a un lenguaje que, sin duda, ha sido empujado por el frenesí mediático de la inteligencia artificial (AI).

La deriva instrumental de tan oportuna iniciativa del profesor Santos Rego, al que acompañan avezados conocedores del tema, no debería ser otra que espolear una reflexión 'aumentada', y alejada de premisas políticamente correctas, en torno a la pertinencia de reformular el sentido y las condiciones de realización de un doctorado, apelando no solo a requisitos de idoneidad individual, sino a la relevancia (estratégica) de su misión al servicio de una sólida indagación, también desde la práctica, a los efectos de aportar modelos, datos y propuestas de cómo optimizar procesos y resultados en las aulas y en otros contextos, menos formales, de acción educativa.

En 2032 se cumplirá un siglo del reconocimiento de carta de naturaleza universitaria a los estudios de pedagogía en España, con su brillante precedente en la Escuela de Estudios Superiores del Magisterio. Son muchos los nombres propios que han contribuido a otorgarle solera y reputación científica, a través del doctorado, de norte a sur y de este a oeste, en la desigual geografía de la educación superior en nuestro país.

La Universidad de Santiago de Compostela acaba de celebrar los cincuenta años desde que un entusiasta grupo de profesores y estudiantes abrieran paso a la primera promoción de pedagogas y pedagogos de Galicia (egresada de Fonseca en 1978).

En esta Facultad de Ciencias de la Educación, que ahora tengo el honor de dirigir, se han desempeñado con éxito varios centenares de doctorandas y doctorandos, de dispar procedencia continental, que con el soporte de efectivas tutorías y/o direcciones académicas, han podido culminar una etapa crucial de sus vidas, hasta el punto de que, seguramente, su rumbo profesional no hubiera sido el mismo al margen del título de doctor/a.

Quiero aprovechar la ocasión que se me brinda para agradecer expresamente la entrega y el esfuerzo de quienes han cimentado la reputación de los programas doctorales en educación, *aquende y allende*.

Ese reconocimiento hemos de extenderlo a los sucesivos simposios de doctorado en educación llevados a cabo en la USC, con proyección nacional e internacional, y que han germinado en ideas y propuestas del alcance que este libro ejemplifica. Invitando a un compromiso colegiado para que, en el futuro, el doctorado en educación refuerce su representación más favorable, esto es, la de su potencial sinonimia con un liderazgo reconocible en nuestro campo de actividad investigadora y profesional.

Mar Lorenzo Moledo
Decana de la Facultad de Ciencias de la Educación
Universidad de Santiago de Compostela
30 de enero de 2025

Introducción

En el marco de referencia europeo en general, y más concretamente en España, la discusión sobre la formación doctoral y su calidad, en términos de requisitos académicos (tanto para una docencia homologable como para el acceso de las oportunas candidaturas a su realización), solidez de los programas, criterios de supervisión efectiva, o responsabilidades institucionales compartidas, apenas ha rebasado el nivel de una perspectiva de reforma más centrada en reparar determinados surcos legales de su presentación normativa, que en resituar los apreciables desafíos que tal modalidad de educación superior ha de afrontar ante las demandas y necesidades de un siglo XXI (inteligencia artificial, sostenibilidad, gestión de la diversidad...) del que, por cierto, ya hemos recorrido un cuarto de su trayectoria temporal.

Y puesto que el campo de interés, ahora y aquí, es la educación, poca duda puede haber del mayúsculo alcance de esos retos, en comparación con otras disciplinas, dada la amplitud de sus referentes epistemológicos y, por descontado, metodológicos, que a menudo se traducen en una concepción del conocimiento no siempre compatible en el seno de unas comunidades "científicas" bastante tensionadas por diferencias radicales en cuanto a la filosofía o propósito esencial de la investigación a realizar, ya sea básica o inequívocamente aplicada, además, claro está, de la orientación a privilegiar si tuviésemos que comprometer rutas de excelencia a exigir.

Todo ello incide, naturalmente, en una notable fragmentación cuando nos atrevemos a repasar el panorama de la preparación doctoral en el ámbito que nos es propio. No falta, desde luego, quien lo divisa de una manera "más edificante", a modo de una complejidad saludable ante una suerte de cruzada antiintelectual que parece ir *in crescendo* en el mundo.

Permítasenos, pues, la licencia de abogar, en estas coordenadas de incertidumbre, a favor de una óptica pragmática que, sin ocultar manifiestas inconsistencias en el devenir histórico de la cualificación, alienten motivos para un razonable optimismo en cuanto al porvenir de los estudios doctorales. Lo cual recomienda que la controversia en ámbitos de realidad como la pedagogía (por singularizar un espacio referencial e identitario muy cercano a quienes nos reunimos en estas páginas) ha de volverse más constructiva en aras de una estrategia dialogada a la hora de calibrar avances en el conocimiento educativo, que también puedan favorecer diseños adecuados en los que instalar preguntas relevantes y, en su caso, el afrontamiento de problemas, no solo teóricos, sino de aquellos que en su práctica viven miles de profesionales en sus centros, instancias laborales, o lugares en los que prestan sus servicios.

Lo que hemos pretendido en este volumen es revisitar la funcionalidad heurística del doctorado en (ciencias de la) educación, en y para un tiempo de modulaciones y cambios sin parangón en las sociedades posindustriales, que también lo son (aunque no lo parezcan por momentos) del conocimiento, afectando inexorablemente a las gramáticas del aprendizaje dentro y fuera de las escuelas, merced al prístino impacto de la tecnología en la vida de las personas, que ahora se proyecta por derroteros que prometen e inquietan a un tiempo, toda vez que las oportunidades generativas (*Artificial Intelligence*, AI) han de gestionarse pensando en reducir determinados peligros de su despliegue al margen de la insuficiente formación de tantas y tantos profesionales, en donde nos hemos de incluir no pocas personas con sentido de pertenencia a un cuerpo docente.

Es palmario que tenemos por lugar común la afirmación de que el doctorado (pre)supone un grado de excelencia en la formación de quienes ya cuentan con un título en la escala superior de una esfera del saber reconocida en una comunidad.

Pero ingenuo sería dar por hecho que todas las personas con pretensiones de tal credencial académica posean las habilidades cognitivas y socioemocionales suficientes en el momento requerido para deslindar una idea central (suficientemente original) sobre la que han de pivotar preguntas de investigación y en torno a la cual derivar un operativo de arranque y continuidad en el proceso de indagación que, presumimos, ha de promover el avance en el conocimiento ya existente, amén de trazar una perspectiva razonable cara al futuro.

Lo honesto sería que lo que acabamos de decir sea también de aplicación a las universidades (sean de titularidad pública o privada), pues de ellas cabe esperar el diseño de propuestas doctorales con requisitos de acceso y criterios de selección acordes con una cultura científica de la calidad en la educación superior, que ha de perfilarse según formatos vertebrados en las escuelas de doctorado y con la participación de las coordinaciones de los programas, articulando desde ahí seminarios de evaluación y seguimiento abiertos a informes externos (organismos y sociedades científicas de prestigio) sobre la consistencia de sus componentes nucleares, sin dejar de lado indicadores directamente relacionados con el buen hacer de la tutoría y/o de la dirección de la tesis.

No es baladí el hecho de que en países que tenemos por avanzados la orientación de la tesis ha de contar, básicamente, con un profesorado de acreditada solvencia científica y/o de trayectoria distinguida en un campo de conocimiento, junto a colegas de menor experiencia pero de reconocibles méritos investigadores. En similar dirección, la mentoría se abre paso como un elemento a destacar en las buenas iniciativas doctorales, pues no en vano proporciona oportunidades de estudio, más allá de los requeridos en el programa, guiando o introduciendo en la consideración intelectual de temas o puntos potencialmente enriquecedores para los y las estudiantes.

Abundando en la anterior apelación a una cultura de la calidad en el ámbito académico, lo que ha de procurarse por todos los medios es reproducir aquellos rasgos que hacen excelente a un programa de doctorado, y que así son valorados desde agencias de evaluación confiables en las demarcaciones nacionales e internacionales.

No obstante, lo que seiía un error es creer que el doctorado en educación funciona porque se defienden muchas tesis en esta parcela de estudio y trabajo universitario. Por paradójico que parezca, puede que un parámetro de esa naturaleza acabe por convertirse en síntoma de una debilidad estructural que deviene en escéptico escrutinio alrededor de proyectos cuyo valor añadido en relación con el conocimiento y la prospectiva de su utilidad para la apertura de nuevas rutas a explorar brilla por su ausencia.

Consecuentemente, no anima mucho comprobar la pervivencia de programas de doctorado, y no solo de educación, sin que sea posible contrastar sus patrones de optimización sostenida, ya desde una visión centrípeta o de otra más centrífuga, a la vista de las coordenadas críticas en las que es posible colocar criterios de validez aceptables. Ello no obsta, en absoluto, para rendir el homenaje que merecen programas de cuidado rigor a lo largo del tiempo, con un activo espléndido, a saber, el de contribuir a la buena reputación del conocimiento educativo y a la génesis de liderazgos pedagógicos en escuelas, universidades y organizaciones de variada tipología en comunidades de geografías dispares.

Puesto que el guion de las aportaciones aquí alineadas algo tiene que ver con el cincuentenario de la implantación de los estudios de pedagogía en la Universidad de Santiago de Compostela, la ocasión es propicia para hacer balance y mirar al futuro, a un horizonte de nuevos retos, asentados en el poso de confianza que han sabido transmitir a las nuevas generaciones de investigadoras e investigadores de la educación otras y otros que ya no están, pero que continúan presentes en el recuerdo de su magisterio. Lo cual sirve, obviamente, para muchas sedes universitarias, cercanas o más distantes de la citada celebración en tierras atlánticas.

Entre esos desafíos a los que antes nos referíamos, el que apunta al doctorado, es particularmente digno de atención. Tal vez por la notable significación de su despliegue en tiempos y formas de implicación por parte de profesores/as y estudiantes de una mayor diversidad motivacional en coyunturas pretéritas, sin olvidar la oportuna conexión entre programas doctorales y otros cursos o actividades de desarrollo en el posgrado.

La reflexión de hoy sobre lo que ha de ser un programa de doctorado en educación debería girar en torno a lecturas y debates propositivos acerca de su pertinencia en un marco cultural y de meridiana transformación (tecnológica) de los procesos que informan el aprendizaje, sean cuales sean los espacios de referencia analítica, cara adentro y cara afuera de los mismos programas y de sus correspondientes sesgos epistemológicos.

Y a poco que nos abramos a una perspectiva comparada, esa deliberación tampoco ha de excluir la fecunda dialéctica asociada al contraste entre dos vías al doctorado en educación, la más convencional (por ortodoxa), de global nominación *Doctor of Philosophy (PhD) in Education* y la rotulada como *Doctor of Education (EdD)*, de semántica genuinamente conectada al desarrollo profesional y por el que muestran predilección (en países que lo ofertan) no pocas personas que ejercen en la práctica, caso de docentes y expertos/as que trabajan en orientación, supervisión, consultoría, dirección, administración educativa, etc., y buscan satisfacer determinadas expectativas o postularse al desempeño de roles de mayor liderazgo en la amplia y variada tipología de organizaciones que también existen en la esfera pública del sector educativo.

Además de la satisfacción personal por la exitosa culminación del llamado tercer ciclo de la educación universitaria, el doctorado no puede contemplarse exclusivamente direccionado hacia el logro de un puesto docente en la educación superior. La persistencia de esa representación a nuestro alrededor se debe a que la administración continúa reticente a incentivar su realización, ya se trate de sus empleados/as o de los/as que trabajan en el sector privado. Ciertamente, la situación se ha visto alterada a mejor con la introducción en los últimos años de los doctorados industriales, avalando consorcios y propuestas conjuntas entre universidades y empresas. Hacemos votos para que esa vía pueda encontrar también su legítimo y sostenido acomodo en el sector de la educación.

Es razón suficiente para que, con prudencia y las cautelas que el contexto aconseja, abramos ya en España otra vía de formación y preparación doctoral. Aún de conversión tardía, estamos persuadidos de que buenos programas en tal dirección mancomunada Universidad-Administración contribuirían, igualmente, a recuperar la muy menguada presencia de profesionales de la educación en las facultades de ciencias de la educación, ayudando de paso a despejar caminos y/o procedimientos de enorme utilidad a la hora de gestionar propósitos de formación en los centros, y de investigación-acción por parte de profesionales y/o grupos de investigación reconocidos.

Así pues, la cuestión de fondo no es otra que abordar en serio una dinámica de transformación del doctorado en educación, no tanto en una perspectiva de simple ajuste instrumental en una orientación transnacional (EEES), sino redefiniendo y/o privilegiando criterios y estándares de calidad, teórica y metodológica, exigibles a los programas antes de su aprobación definitiva, sin merma de los controles de seguimiento en tiempo y forma sobre el terreno.

En definitiva, lo único importante es dar amparo al rigor en el planteamiento y desarrollo de la investigación educativa. Porque es la condición que garantiza avances reales en el conocimiento, susceptibles de ayudar a gestionar cambios sostenibles en la educación que conviene si deseamos cuidar el bienestar personal y colectivo en las sociedades-red.

El prestigio no lo otorga solo un título de doctor/doctora. Cuentan también las condiciones en las que se otorga por parte de las universidades (de lo contrario, es obvio que todo valdría lo mismo y no es así). Renovemos, entonces, el sentido auténtico de su oferta, pensando en cómo satisfacer la selección de personas con vocación investigadora en un campo que el futuro no podrá ignorar, simplemente porque es ahí donde confluyen las grandes preguntas sobre la condición humana.

Cerramos esta breve introducción con un expreso agradecimiento a quienes tan generosamente han hecho posible el libro que ahora presentamos. Son las autoras y los autores de las entregas capitulares desde distintos contextos y perspectivas, poniendo a disposición general su rica experiencia y su contrastado conocimiento.

Gracias siempre a los miembros del grupo de investigación Esculca-USC que, con Ígor Mella a la cabeza, han ayudado en la conformación final del volumen. Y, naturalmente, a las amables lectoras y lectores por asomarse a estas páginas. Con la esperanza de que sus comentarios y críticas abran más ventanas de análisis en beneficio del gran objetivo, esto es, hacer del doctorado en educación una palanca de éxito compartido.

Miguel A. Santos Rego
Universidad de Santiago de Compostela
Enero de 2025

1. Transforming the landscape of doctoral education – a research-informed perspective on developing doctoral education

Kirsi Pyhältö
University of Helsinki, Finland

ABSTRACT
The landscape of doctoral education is changing. The change has several complementary drivers, such as massification of doctoral education, diversification of PhD candidates and careers, new forms of supervision, global crises and the emergence of generative AI tools. This calls us to re-think doctoral education and what constitutes good practices. The aim in this chapter is to address these challenges from a research-informed perspective. The chapter starts by explaining the core challenges. This is followed by introducing and discussing the main principles of research-based doctoral education. After, the function of supervisory practices and the supervisory development is addressed. The chapter concludes with discussion about a model for promoting supervisory development.

1. Changing the landscape of doctoral education

The landscape of doctoral education is being transformed. The global drivers for the change include the massification of PhD education, the diversification of PhD candidates, doctoral degrees and PhD careers (Lee, 2018; Sundström et al., in press), the rise of new forms of supervision (such as online supervision) (Huet & Casanova, 2020; Löfström et al., 2024), global crises such as the COVID-19 pandemic (Pyhältö et al., 2023a), and the emergence of generative AI tools such as ChatGPT (McAlpine et al., in press). These changes provide opportunities but create challenges for the development of doctoral education across Europe.

Over the past decade, the number of PhDs completed has increased significantly; between 2014 and 2019, doctoral education grew by 25 per cent across the OECD countries (OECD, 2022). This massification has challenged the traditional apprenticeship model of supervision; considering the number of supervisees per supervisor, it has become impossible to keep up the hands-on individualised model of supervision. At the same time, the PhD candidate population has become more and more diverse. For instance, the number of working professionals and part-time students who cannot come to the campus regularly to pursue their doctoral degrees has increased. Also, modern doctorates such as trans-, cross- and multi-disciplinary or industrial doctoral programmes require more flexible modes of doctoral education, and extensive complementary expertise from supervisors has emerged (Albion & Erwee, 2011; Pyhältö et al., 2023b). The increased flexibility has pros and cons; even if online supervision enabling distance supervision is more flexible, it is challenged by space and temporal distance, lack of informal encounters and how to build scholarly community integration/connectedness (Huet & Casanova, 2020).

At the same time, global crises such as the COVID-19 pandemic and diversifying PhD careers have made the life of supervisees and supervisors less predictable and have seen an increase in complexity. The pandemic has reduced productivity, resulting in delays in timelines, caused a lack of or limited access to data and participants, eroded research support networks and increased mental health problems among PhD candidates (Pyhältö et al., 2022a, 2023a). It has also highlighted inequalities between the PhD candidates: the international PhD and post-doctoral researchers, minority group students, women and those engaging in the laboratory or on-site work seemed to have been affected most by the pandemic (Minello et al., 2020; Vincent-Lamarre et al., 2020). Also, the fact that most new PhDs graduates will have careers beyond academia. Because the supervisors typically have little-or-no experience, have added to the challenge for supervisors (Sundström et al., in press), and increased the demand for preparing the candidates for the multiple potential careers beyond the academia. Finally, in autumn 2022, a powerful generative AI-tool Chat GPT was launched. Van Noorden & Perkel (2023) very promptly surveyed academics. More than half of the 1,600 researchers across disciplines and countries that responded expected AI tools (including large scale language model tools) to become 'very important' or 'essential' in their fields within the next decade. Yet, evidence about their full impact on research and doctoral education, particularly research writing, remains elusive.

To summarise, the changes are transforming the landscape of research education, hence raising a new set of demands for developing it. While some implications for development work might remain elusive, they raise a question about how to build a solid grounding in the development work for addressing these challenges.

2. The main principles of research-based doctoral education

Doctoral education is primarily research education. It is about becoming a researcher, learning about research and how to conduct it, learning how to engage in the research community, being able to make scholarly discoveries and create new knowledge. This is imperative not only for the future of academia, but also because our ability to address the wicked problems of the future is largely dependent on the next generation of researchers and their ability to fulfil their potential, to make breakthroughs, to contribute to research-based innovation and to continue the renewal of our society. To build a solid grounding for addressing the contemporary challenges and educating the next generation of researchers in developing doctoral education, we need to draw on research evidence on doctoral education and research careers, not only on research policies, societal/economy demands or the experiences of those involved in doctoral education.

Committing to research-based doctoral education and its development has four complementary implications:

Firstly, committing to research-based doctoral means *conducting high quality research supervised by acknowledged senior researchers is at the core of undertaking a doctorate.* The commitment concerns both the course work and the doctoral research project. The first principle of research-based doctoral education is typically well implemented across universities, disciplines and doctoral programmes, regardless of fact that there is considerable inter-country and disciplinary variation. For example, there are variations in the time spent, the structure and orchestration of doctoral education, the amount of course work, the extensiveness of the doctoral research project and thesis format. 'Format' refers to whether the doctorate is article-based versus being a monograph, in the number of articles that are to be included, and whether the articles need to have been published in a scholarly refereed journal or not.

Secondly, commitment to research-based doctoral education implies that the *practices of doctoral education, including how the PhD candidates are supervised, should be based on the empirical evidence on effective supervisory/scholarly community practices.* Unfortunately, research on doctoral education shows that this is not currently the case. For example, research on the research community, doctoral supervision and supervisory development, shows that supervisory practices are mainly based on the supervisor's own experiences as supervisees and learning by doing (Pyhältö et al., 2022b), rather than research evidence on effective practices.

Thirdly, it means that the *development of doctoral education should be informed by research evidence*. This means that the reform initiative should be grounded in research-informed contextual identification of problems and strengths of the doctoral school/programme. Many doctoral programmes do carry out regular evaluations for quality assurance purposes, yet the tools used to collect the data for them are rarely adapted/modified from research measures that significantly decrease the trustworthiness of the information utilised.

Fourthly, commitment implies that the impact of reforms made for key stakeholder, that is, PhD candidates, supervisors, the scholarly community and institutions should be studied systematically. This calls for embracing a design research/translational research approach (Drolet & Lorenzi, 2011; Kelly et al., 2008) in which learning environments are based on research evidence and the effectiveness of the designs is studied, resulting in further cycles of improved re-designs and follow-ups of their effectiveness.

In general, it appears that doctoral education across Europe is in the early stages of engaging in the research-based development of doctoral education. While the first principle is typically well put into the practice, the rest of them are not. Hence, there is still a significant amount of work to do regarding the implementation of research-based doctoral education.

3. Transforming supervisory practices as a key for developing doctoral education

One of the key factors in developing research-based doctoral education boils down to supervisory practices. The reason for this is that the quality and quantity of supervision is a primary predictor of a positive doctoral experience and degree completion (Ives & Rowley, 2005; McCallin & Nayar, 2012). Supervisors and supervision play a key role in the development of doctoral education.

The changing landscape of doctoral education demands new forms of supervision. Supervisors are supervising in increasingly complex and demanding environments, challenging the traditional apprenticeship model of supervision. Respectively, supervisory models are transforming the personalised hands-on dyadic model of supervision, in which supervision is a private space between the supervisor and supervisee, has given space to various forms of co- and team-supervision (Lee, 2018; Robertson, 2017). The advantages of co- and team-supervision for the PhD candidate include accommodation of supervisory absences, improvement in the quality of learning experiences, higher odds of receiving frequent support and a wider range of well-fitted feedback, as well as reduced risk of the student dropping out (Cornér et al., 2017; Kálmán et al., 2022; Ngulube, 2019). The benefits of engaging in co-supervision for supervisors include reduction in workload and enhancement of supervisory development. This also allows supervisors to draw from a wider pool of expertise. Especially for novice supervisors, engaging in co-supervision with more experienced colleagues has been shown to be beneficial (Olmos-López & Sunderland, 2017). In turn, the potential hazards of co-supervision for the PhD candidate involve getting conflicting advice leading to student confusion, or getting stuck with their research, the dispersion of supervisory responsibility leading to the PhD student's problems being ignored, lack of a coherent overall academic view of the doctoral research project and problems with orchestrating joint meetings (Pyhältö et al., 2023b; Ukwoma & Ngulube, 2020; Wald et al., 2023). Moreover, engaging in co-/team-supervision calls for new learning, especially in those fields in which the dyad model of supervision has traditionally been the norm. Not only are new models of supervision needed to rise to the challenge, but also more effective and well-fitted ways of supporting supervisory development without compromising the quality of their work and occupational wellbeing by increasing their workload is an imperative. Although the role of formal training is still of minor importance in cultivating supervisory development, more systematic measures to improve the quality of doctoral supervision have been called for at many universities (e.g. Olson & Clark, 2009). Such measures have involved the development of supervisors through courses, workshops, mentoring and awards, though providing these activities is a new area of staff development at many universities (Taylor & McCulloch, 2017). A recent survey involving 311 institutions from 32 European countries showed that compulsory specialised supervisory training for PhD supervisors was required by only 17 per cent of responding institutions, in either most or all of their doctoral programmes (Hasgall et al., 2019). Courses for PhD supervisors were offered by 43 per cent of universities, either in most or all their doctoral programmes (Hasgall et al., 2019). There is tentative evidence of a positive impact of engaging in supervisory development activities in improving PhD supervision (Wichmann-Hansen et al., 2020). Our recent study showed that supervisors engaging in three or more development activities perceived their competence to be higher than those who reported only one activity. Most of these activities were informal ones, such as talking with colleagues about supervision (Pyhältö et al., 2022b).

Considering that supervisory development takes place primarily through 'learning by doing' (also referred to as experiential learning), professional support from colleagues potentially provides an important resource for supervisors' learning. Hence, disciplinary embedded professional support practices are likely to influence what supervisors learn about supervision and how they learn and further cultivate their supervisory competence (e.g. Pyhältö et al., 2023a; Pyhältö et al., 2024). Accordingly, collegial support is likely to play a key role in supervisory development (Pyhältö et al., 2024). Even though the range of supervisory development resources has been identified in the literature, they are not systematically used to enhance supervisory development.

4. A model for promoting supervisory development

Universities have both formal and informal supervisory development resources that could be systematically harvested for the benefit of supervisors and supervisees. This calls for theoretically grounded research-informed models that supervisors, doctoral education developers and administrators can be in identifying and utilising such resources.

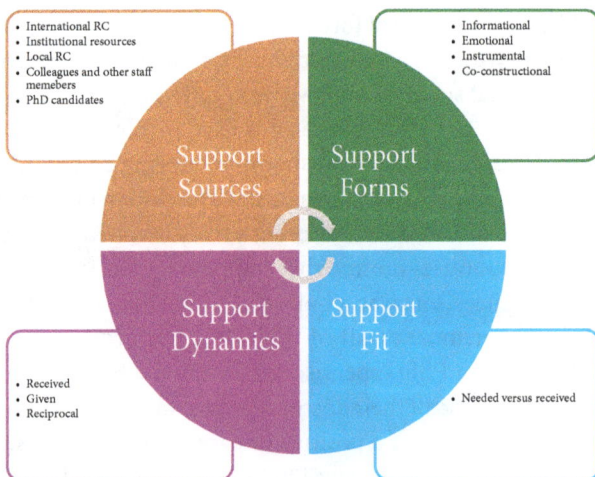

- International RC
- Institutional resources
- Local RC
- Colleagues and other staff memebers
- PhD candidates

- Informational
- Emotional
- Instrumental
- Co-constructional

Support Sources

Support Forms

Support Dynamics

Support Fit

- Received
- Given
- Reciprocal

- Needed versus received

Figure 1: *Supervisory development support model.*

The supervisory development support model draws on socio-cultural theories of learning (Bruner, 1990; see seminal work by Vygotsky, 1978), and the social support theory (see seminal work by Cobb, 1976; Kahn, 1979). It has been modified from a supervisory and research community support model (Pyhältö, 2018). The model comprises four complementary but distinct dimensions: support sources, support forms, support fit and support dynamics (Pyhältö, 2018; Pyhältö et al., 2023a; Vekkaila et al., 2018). Research community/es, colleagues, PhD candidates, post-doctoral researchers, other staff members, doctoral education developers and administrators provide the primary sources of professional development support for supervisors. While many of the institutional development resources are formal, such as doctoral education policy documents and supervisory guidelines or courses, much of the supervisory development support is embedded in the everyday practices of a supervisor's work. For example, acting as an international examiner for a doctoral dissertation cultivates supervisory development. Also, discussing supervision with colleagues and PhD candidates, and co-supervising, cultivate supervisory development (Amundsen & McAlpine, 2009; Hanesova & Saari, 2019; Lee, 2018; Turner, 2015). Identification of the resources available and using them systematically allows a supervisor to draw on a collective pool of supervisory expertise to benefit their professional development.

The effectiveness and the usability of the support is contingent on both the support source and the type of support received. Three main types of social support, including informational, emotional and instrumental support, have been identified in the literature (see e.g. Cobb, 1976). *Informational professional development support* refers to receiving advice, seeking and providing feedback to colleagues and openly discussing work-related problems with them (Cornér et al., 2018; Pyhältö et al., 2023a), whereas *emotional support* is characterised by a positive climate and opportunities to receive encouragement and appreciation from colleagues and mutual trust existing between colleagues (Hoy & Spero, 2005; Pyhältö, 2018). *Instrumental professional development support* is typically more institutionally embedded, such as having sufficient resources for doing one's work and having career and professional development opportunities (McCulloch et al., 2016; Vekkaila et al., 2018). We recently showed that the informational collegial support was related to enhanced supervisory competencies among African supervisors, while emotional support buffered the development of burnout (Pyhältö et al., 2024). Commitment to research-based doctoral education implies that forms of supervisory development support should not be exclusively based on experience. Experience should be at least informed or complemented by the research evidence. The model proposes a fourth type of supervisory development support form to complement the original three; that is, *co-constructional support*. It refers to the co-creation of new practices and novel solutions to the challenges faced by the supervisors. If fact, co-creation may be the most important form, not only overcoming challenges resulting from the transforming landscape of doctoral education, but also to active modification of the landscape. Co-creation is likely to be particularly powerful if it is based on empirical research on doctoral education – an activity that is inherent for universities.

To be useful, the professional development support that is available must match the support need. There is tentative evidence that this is not always the case. For example, experienced supervisors have been shown to be less willing to engage in formal supervisory development activities compared to more junior supervisors, whereas junior supervisors have been shown to be less willing to engage in co-supervision compared to more senior ones (Hart et al., 2022). This implies that the development activities available/provided are not always well suited to the supervisors' needs and that more attention should be paid to supervisors' needs when designing the support. Moreover, it is important that development activities do not increase supervisory workload too much and that the gains made by engaging in the activities are worthwhile, considering the time a supervisor invests in them. Accordingly, to be sustainable and effective, supervisory development support should be well ingrained in and aligned with the everyday practices of a supervisor's work.

Finally, the dynamics of supervisory development support, whether the support is given, received or reciprocal, do play a role in effectiveness and sustainability of the support. The reciprocity of support is particularly important regarding the sustainability of informal support that is grounded in the everyday interactions of the research community. Without reciprocity, the support is unlikely to be sustainable. While senior supervisors are more likely to provide professional development support to their more junior colleagues, these relationships are typically reciprocal and become equal over time. Because of their role as early career researchers, PhD candidates typically receive support from their supervisor(s), but supervisees experiences provide a resource for supervisory development. The dynamics of institutional supervisory development support is more often one-directional, that is, the support activities/measures are provided for the supervisors. Yet, reciprocity at the institutional level between the supervisors and the administration is important for two main reasons. Firstly, well-fitted support must be provided for the supervisors calls for a well-developed understanding of the strengths and challenges of the supervision at the institutional level, that is, shared meaning making. Secondly, scaling up the innovations and novel forms of supervision co-constructed within the research community provides a bottom-up understanding of them and helps build structures for scaling up. In turn, a top-down institutional approach is also needed in building structures and allocating resources to support supervisory development and to promote research-informed development work.

The supervisory development support model can be used as a frame for promoting supervisory development at the various levels of doctoral education. A supervisor can use the model to identify, draw on and to cultivate their personal supervisory development resources, while the doctoral programme or school or faculty can use it to harness formal and informal resources and to evaluate their use. However, building a sustainable and functional doctoral supervisory development support system will ensure that all the dimensions of the model are aligned. A challenge is that the alignment is dynamic. This means that what constitutes functional support is dependent on a supervisor, the task at hand and the context. Hence, sustaining the support measures calls for systemic sense-making on what works, on what needs to be fixed or if the work fixed needs to be further adjusted.

References

Albion, P., & Erwee, R. (2011). Preparing for doctoral supervision at a distance: Lessons from experience. In C. Maddux, D. Gibson, B. Dodge, M. Koehler, P. Mishra, & C. Owens (Eds.), *Research highlights in technology and teacher education* (pp. 121–128). Society for Information Technology & Teacher Education.

Amundsen, C., & McAlpine, L. (2009). 'Learning supervision': Trial by fire. *Innovations in Education and Teaching International, 46*(3), 331–342. <https://doi.org/10.1080/14703290903068805>

Bruner, J. (1990). Culture and human development: A new look. *Human development, 33*(6), 344–355. <http://www.jstor.org/stable/26767333>

Cobb, S. (1976). Social support as a moderator of life stress. *Psychosomatic medicine, 38*(5), 300–314. <https://doi.org/10.1097/00006842-197609000-00003>

Cornér, S., Löfström, E., & Pyhältö, K. (2017). The relationship between doctoral students' perceptions of supervision and burnout. *International Journal of Doctoral Studies, 12*, 91–106. <https://doi.org/10.28945/3754>

Cornér, S., Pyhältö, K., Peltonen, J., & Bengtsen, S. S. E. (2018). Similar or different? Researcher Community and Supervisory Support Experiences among Danish and Finnish Social Sciences and Humanities PhD Students. *Studies in Graduate and Postgraduate Education 9*(2), 274–295. <https://doi.org/10.1108/SGPE-D-18-00003>

Drolet, B. C., & Lorenzi, N. M. (2011). Translational research: Understanding the continuum from bench to bedside. *Translational Research, 157*(1), 1–5. <https://doi.org/10.1016/j.trsl.2010.10.002>

Hanesova, D., & Saari, S. (2019). International comparative perspectives of the trends in development of PhD supervisors. In L. Gómez Chova, A. López Martínez, & I. Candel Torres (Eds.), *ICERI 2019 Proceedings* (pp. 1764–1773). International association of technology, education and development (IATED). <https://doi.org/10.21125/iceri.2019.0497>

Hart, J., Hakim, J., Kaur, R., Jeremy, R., Coorey, G., Kalman, E., Jenkin, R., & Bowen, D. (2022). Research supervisors' views of barriers and enablers for research projects undertaken by medical students; A mixed methods evaluation of a post-graduate medical degree research project program. *BMC Medical Education, 22*(1), Article 370. <https://doi.org/10.1186/s12909-022-03429-0>

Hasgall, A., Saenen, B., & Borell-Damian, L. (2019). *Doctoral education in Europe today: Approaches and institutional structures.* European University Association. <https://eua.eu/downloads/publications/online%20eua%20cde%20survey%2016.01.2019.pdf>

Hoy, A. W., & Spero, R. B. (2005). Changes in teacher efficacy during the early years of teaching: A comparison of four measures. *Teaching and Teacher Education, 21*(4), 343–356. <https://doi.org/10.1016/j.tate.2005.01.007>

Huet, I., & Casanova, D. (2020). Exploring the professional development of online and distance doctoral supervisors. *Innovations in Education and Teaching International, 58*(4), 430–440. <https://doi.org/10.1080/14703297.2020.1742764>

Ives, G., & Rowley, B. (2005). Supervisor selection or allocation and continuity of supervision: PhD students' progress and outcomes. *Studies in Higher Education, 30*(5), 535–555. <https://doi.org/10.1080/03075070500249161>

Kahn, R. L. (1979). Aging and social support. In M. W. Riley (Ed), *Aging from Birth to Death: Interdisciplinary Perspectives* (pp. 77–91). Westview Press.

Kálmán, O., Horváth, L., Kardos, D., Kozma, B., Feyisa, M. B., & Rónay, Z. (2022). Review of benefits and challenges of co-supervision in doctoral education. *European Journal of Education, 57*(3), 452–468. <https://doi.org/10.1111/ejed.12518>

Kelly, A. E., Lesh, R. A., & Baek, J. Y. (Eds.). (2008). *Handbook of design research methods in education: Innovations in science, technology, engineering, and mathematics learning and teaching.* Routledge. <https://doi.org/10.4324/9781315759593>

Lee, A. (2018). How can we develop supervisors for the modern doctorate? *Studies in Higher Education, 43*(5), 878–890. <https://doi.org/10.1080/03075079.2018.1438116>

McAlpine, L., Pyhältö, K., & Castello, M. (in press). Use of AI tools in the research process: Implications for researcher education. In E. Löfström, S. Begtsen, & I. van der Weijden (Eds.), *Transitions in Researcher Education and Careers.* Routledge.

McCallin, A., & Nayar, S. (2012). Postgraduate research supervision: A critical review of current practice. *Teaching in Higher Education, 17*(1), 63–74. <https://doi.org/10.1080/13562517.2011.590979>

McCulloch, A., Kumar, V., van Schalkwyk, S., & Wisker, G. (2016). Excellence in doctoral supervision: An examination of authoritative sources across four countries in search of performance higher than competence. *Quality in Higher Education, 22*(1), 64–77. <https://doi.org/10.1080/13538322.2016.1144904>

Minello, A., Martucci, S., & Manzo, L. K. C. (2020). The pandemic and the academic mothers: Present hardships and future perspectives.

European Societies, 23(sup1), S82–S94. <https://doi.org/10.1080/14616696. 2020.1809690>

Ngulube, P. (2019). Mapping supervision trends in doctoral research in library and information science in Nigeria and South Africa: Implications for collective learning. *African Journal of Library, Archives & Information Science, 29*(1), 1–16.

OECD. (2022). *Education at a Glance 2022: OECD Indicators*. OECD Publishing. <https://doi.org/10.1787/3197152b-en>

Olmos-López, P., & Sunderland, J. (2017). Doctoral supervisors' and supervisees' responses to co-supervision. *Journal of Further and Higher Education, 41*(6), 727–740. <https://doi.org/10.1080/0309877X.2016. 1177166>

Olson, K., & Clark, C. (2009). A signature pedagogy in doctoral education: The leader-scholar community. *Educational Researcher, 38*(3), 216–221. <https://doi.org/10.3102/0013189X09334207>

Pyhältö, K. (2018). Function of supervisory and researcher community support in PhD and post-PhD trajectories. In E. Bizer, L. Frick, M. Fourie-Malherbe, & K. Pyhältö (Eds.), *Spaces, journeys and new horizons for postgraduate supervision* (pp. 205–222). Sun Press.

Pyhältö, K., Tikkanen, L., & Anttila, H. (2022a). The influence of the COVID-19 pandemic on PhD candidates' study progress and study wellbeing. *Higher Education Research & Development, 42*(2), 413–426. <https://doi.org/10.1080/07294360.2022.2063816>

Pyhältö, K., Tikkanen, L., & Anttila, H. (2022b). Relationship between doctoral supervisors' competencies, engagement in supervisory development and experienced support from research community. *Innovations in Education and Teaching International, 61*(3), 555–569. <https://doi.org/10.1080/14703297.2022.2160369>

Pyhältö, K., Tikkanen, L., & Anttila, H. (2022c). *Summary Report on Doctoral and Supervisory Experience at University of Helsinki (University of Helsinki Administrative Publications No. 95)*. University of Helsinki. <http://hdl.handle.net/10138/338695>

Pyhältö, K., Tikkanen, L., & Anttila, H. (2023a). Is there a fit between PhD candidates' and their supervisors' perceptions on the impact of COVID-19 on doctoral education? *Studies in Graduate and Postgraduate Education, 14*(2), 134–150. <https://doi.org/10.1108/SGPE-05-2022-0035>

Pyhältö, K., Tikkanen, L., & Anttila, H. (2023b). The more the merrier? PhD supervisors' perspectives in engaging in co-supervision. *Innovations in Education and Teaching International*, 1–12. <https://doi.org/10.1080/14703297.2023.2258853>

Pyhältö, K., Tikkanen, L., Van Lill, M., & Frick, B. L. (2024). Does professional support from colleagues influence supervisory competencies and experienced burnout among doctoral supervisors? *Africa Education Review*, 20(2), 92–112. <https://doi.org/10.1080/18146627.2024.2351001>

Robertson, M. J. (2017). Team modes and power: Supervision of doctoral students. *Higher Education Research & Development*, 36(2), 358–371. <https://doi.org/10.1080/07294360.2016.1208157>

Sundström, L. Rönnkönen, S., Morante, M., Virtanen, V. Tikkanene, Anttila, McAlpine & Pyhältö, K. (in press). A systematic literature review on STEM and SSH PhD holders' careers outside academia. In E. Löfström, S. Begtsen, & I. van der Weijden (Eds.), *Transitions in Researcher Education and Careers*. Routledge.

Taylor, S., & McCulloch, A. (2017). Mapping the landscape of awards for research supervision: A comparison of Australia and the UK. *Innovations in Education and Teaching International*, 54(6), 1–14. <https://doi.org/10.1080/14703297.2017.1371058>

Turner, G. (2015). Learning to supervise: Four journeys. *Innovations in Education and Teaching International*, 52(1), 86–98. <https://doi.org/10.1080/14703297.2014.981840>

Ukwoma, S. C., & Ngulube, P. (2020). Supervision practices in library and information science postgraduate research in Nigeria and South Africa. *African Journal of Library, Archives & Information Science*, 30(2), 127–142.

Van Noorden, R., & Perkel, J. M. (2023). AI and science: What 1,600 researchers think. *Nature*, 621(7980), 672–675. <https://doi.org/10.1038/d41586-023-02980-0>

Vekkaila, J., Virtanen, V., Taina, J., & Pyhältö, K. (2018). The function of social support in engaging and disengaging experiences among post PhD researchers in STEM disciplines. *Studies in Higher Education*, 43(8), 1439–1453. <https://doi.org/10.1080/03075079.2016.1259307>

Vincent-Lamarre, P., Sugimoto, C. R., & Larivière, V. (2020). The decline of women's research production during the coronavirus pandemic. *Nature Index*. <https://www.nature.com/nature-index/news/>

decline-women-scientist-research-publishing-production-coronavirus-pandemic>

Vygotsky, L. S. (1978). *Mind in society: The development of higher psychological processes.* Harvard University Press.

Wald, N., Kumar, V., & Sanderson, L. J. (2023). Enhancing co-supervision practice by setting expectations in a structured discussion using a research-informed tool. *Higher Education Research & Development, 42*(3), 757–769. <https://doi.org/10.1080/07294360.2022.2082390>

Wichmann-Hansen, G., Godskesen, M., & Kiley, M. (2020). Successful development programs for experienced doctoral supervisors – What does it take? *International Journal for Academic Development, 25*(2), 176–188. <https://doi.org/10.1080/1360144X.2019.1663352>

2. O doutoramento em Educação: um título ou um percurso para a construção de uma cidadania académica?

Isabel Menezes y Patrícia Alves
Universidade do Porto

Introdução

Neste capítulo começaremos por ilustrar a democratização do acesso ao doutoramento em Portugal e em Espanha, discutindo depois se o incremento da diversidade dos/as doutorandos/as se tem traduzido numa pressão para a adaptação (individual) ou por um processo de transclusão (institucional). Passaremos, depois, a considerar o *que-fazer* do doutoramento, de forma a explorar em que medida estamos perante (somente) a conclusão de um grau académico ou um percurso de construção de uma cidadania académica, recorrendo a exemplos de investigação realizada na Universidade do Porto (Alves, 2024; Alves et al., 2024a; Amorim et al., 2019; Lopes & Menezes, 2018). De forma mais intensa, ilustraremos esta discussão com excertos de grupos focais com doutorandos, doutorados, orientadores e membros das comissões de coordenação de programas doutorais de uma das maiores universidades públicas portuguesas (Alves, 2024). As implicações desta visão –e as limitações que ela ilumina– serão finalmente consideradas.

1. A democratização do acesso ao doutoramento

Tanto em Portugal como em Espanha, apesar das relevantes diferenças políticas na implantação do regime democrático na segunda metade dos anos 1970 (Loff, 2024), a democracia significou uma notável democratização do acesso à educação (Hijano & Ruiz, 2019; Stoer, 1986).

No caso dos doutoramentos esta progressão é notável e os dados oficiais – apesar de alguma instabilidade das formas de registo –revelam um incremento substantivo das teses concluídas nos dois países (em Espanha, "leídas") (ver Figuras 1 e 2). São de assinalar algumas oscilações derivadas de alterações legislativas (por exemplo, em Espanha, concluiu-se em 2017 a possibilidade de completar teses segundo o modelo pré-Bolonha) ou da situação económica decorrente da crise financeira de 2008 (por exemplo, em Portugal assistiu-se a uma diminuição do número de bolsas de doutoramento durante os anos da Troika, em que o país foi objeto de intervenção por causa do défice excessivo).

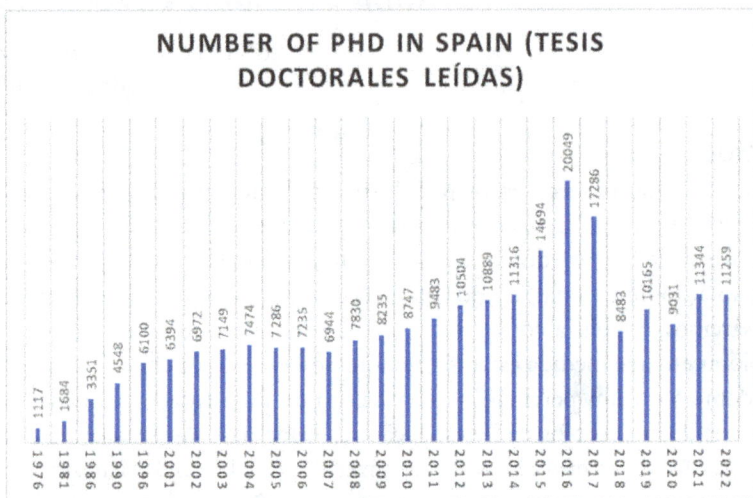

Figura 1: *Evolução do número de teses concluídas (leídas) desde 1976 em Espanha.*

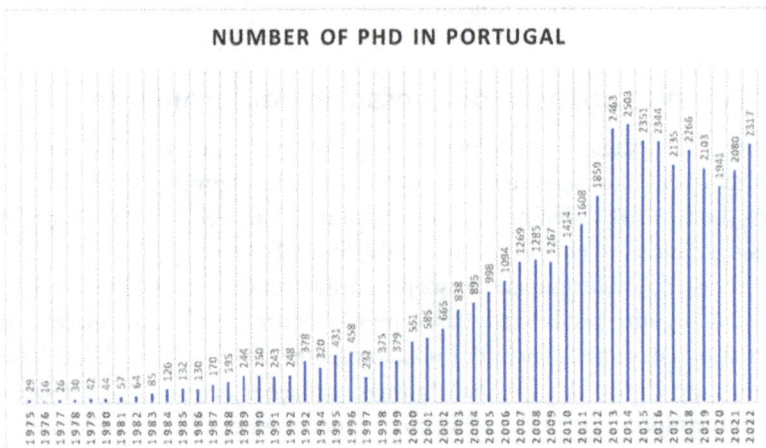

Figura 2: *Evolução do número de doutoramentos completados em Portugal desde 1975.*

Ou seja, os últimos 50 anos registaram mudanças significativas que puseram em confronto dimensões estruturais diversas e concorrentes (Alves et al., 2024a; Castelló et al., 2023). Na sequência da criação do Espaço Europeu de Ensino Superior, a estruturação do doutoramento envolveu tempos de realização mais curtos (3 anos) e a criação de componentes curriculares na forma de programas ou cursos de doutoramento. Ao mesmo tempo, assistiu-se a uma relevante democratização do acesso ao doutoramento, com a crescente diversificação de públicos: em Portugal e em Espanha isto significou um acesso de mais mulheres, de profissionais com uma carreira fora da academia, mas também um aumento do número de estudantes estrangeiros em situação de migração, em muitos casos oriundos de países anteriormente colonizados da América Latina ou de África.

Simultaneamente, a crescente ênfase na performatividade académica foi acompanhada por um considerável aumento da precariedade no acesso a carreiras académicas, arrastando os/as doutorandos/as para um espaço liminar sem fim à vista, dependentes da sua capacidade em gerar cada vez mais produtos e com crescente internacionalização. Em trabalhos anteriores de Alves et al. (2023), a perceção desta degradação das condições de trabalho académico surge ilustrada por um membro da coordenação de um programa doutoral:

"Porque é que formamos em massa doutorados? Para o desemprego? Para ficarem com bolsas pós-doc toda a sua vida, por muito excelente, excecional que seja o seu trabalho? Para imigrarem e irem, de facto, trabalhar para outros grupos de investigação noutro..., lá fora, ou... ou para ficarem no desemprego? E portanto, eu acho que essa é uma questão estratégica e de futuro. Será que todos têm o seu lugar? Mas qual é o seu lugar, e para que é que fazemos isso? Isso implica financiamento, como é óbvio. Não só financiamento dos doutorandos para fazerem a sua formação, mas no pós. (...) Portanto o que é que vão fazer a seguir? Vão continuar a fazer investigação, mas com contratos precários de três em três anos, que implicam, de facto terem que pensar em produzir muitas vezes à peça. (P26, membro de comissão de coordenação)".

É de registar que o aumento da competitividade e precariedade no emprego científico (Organisation for Economic Cooperation and Development [OECD, 2021]) acontece ao mesmo tempo que se continua a afirmar a relevância da estratégia europeia de economia do conhecimento; no entanto, as possibilidades de uma carreira estável após o doutoramento têm vindo a diminuir e a precariedade é, claramente, "um problema sistémico" (p. 8). Como afirma

Manuel Heitor (2023), "embora a reserva de talentos tenha aumentado, a qualidade dos empregos disponíveis não acompanhou o ritmo e os dados mostram que muitos investigadores jovens, talentosos e altamente qualificados em toda a Europa enfrentam a precariedade" (s/p).

Ademais, tanto em Portugal quanto em Espanha, a tendência de convergência com o nível de investimento da União Europeia em investigação e desenvolvimento, tem vindo, desde a crise de 2008, a atenuar-se, afastando-se do objetivo de 3% do PIB (Sanz Menéndez & Santos Pereira, 2022). Isto tem dificultado a implementação de políticas públicas nesta área e agravado a precariedade das carreiras de investigação.

2. Lidar com a diversidade: adaptação ou transclusão?

A questão é: o que fizeram as Universidades para lidar com esta crescente diversidade? Que dispositivos foram postos em prática para facilitar a inclusão académica dos/as novos/as doutorandos/as? Que mudanças foram experimentadas nas formas de organizar os processos de acolhimento e acompanhamento destes novos públicos?

A resposta a estas questões tem de ser substantiva, seja porque a natureza e extensão desta diversidade é, ela própria, significativa, seja porque é preciso reconhecer a oportunidade que esta diversidade traz para mudar a própria universidade, encontrando formas mais complexas, flexíveis e integradas de funcionamento. Como afirmam Alves et al. (2024a):

> A diversidade no ensino superior contempla uma dimensão demográfica, mas também uma dimensão cognitiva, disciplinar, funcional e institucional (Gaisch et al., 2020). A promoção da diversidade é uma das premissas da inclusão, mas Biesta e colaboradores preferem falar antes de transclusão (Biesta, 2019; Biesta et al., 2022). Esta perspetiva celebra a diversidade, não apenas como um imperativo normativo ou pelo seu valor instrumental (Gaisch et al., 2020), mas como um valor em si mesma. Promover a diversidade não se limita incluir a permitir que os novos públicos entrem, se adaptem e se identifiquem com o contexto académico (inclusão), mas também por assegurar que têm voz, influência e poder para, eventualmente, mudarem também esse contexto – e isso constitui a transclusão (Biesta, 2019; Biesta et al., 2022) (sp).

Ora, seria injusto afirmar que as universidades reagiram com imobilismo perante esta magnitude de alterações. A investigação tem dado conta de transformações nos formatos de tese (e.g., com a generalização das teses por artigos) ou no incremento de dispositivos coletivos de orientação ou de coorientação (Alves, 2024).

No entanto, a investigação também assinala a dificuldade em gerir muitas destas mudanças, seja por características da própria estrutura universitária (Margolis & Romero, 1998; González-Ocampo et al., 2015), seja pela desvalorização ou problematização das características dos novos públicos (Alves et al., 2024a), quando não pela rejeição ou discriminação dos seus perfis (Amorim et al., 2019). Alguma desta investigação mostra como há problemas de xenofobia e racismo dentro da universidade, tanto em Portugal quando em outros países europeus. Os dados recolhidos pelo projeto Erasmus+ HE4U2 (<https://he4u2.eucen.eu/>) revelaram como estudantes migrantes se sentem invisibilizados ou não representados, ao mesmo tempo que são destacados como exemplos do exotismo ou da diversidade. As recomendações do projeto incluem a necessidade de descolonizar o currículo, mas também de reconhecer as especificidades culturais de todos os grupos presentes na universidade –não apenas dos migrantes– e de promover políticas e práticas que confrontem a discriminação e o racismo, através de uma abordagem dialógica que reconheça as assimetrias de poder e a diversidade na diversidade (Menezes, 2018). A ideia central é que é necessário "não perder de ganhar com a diversidade" (Amorim et al., 2019, p. 9).

Neste contexto, é essencial assumir que os/as doutorandos/as que pertencem a estes novos públicos enfrentam dificuldades e desafios acrescidos que tornam os seus percursos mais penosos e os/as impedem de usufruir em pleno dos muitos potenciais efeitos positivos da educação doutoral. Entre estes desafios podem referir-se, por exemplo, dificuldades académicas, dificuldades de comunicação relacionadas com o domínio da língua que se fala no país em que frequentam o doutoramento, e/ou da língua inglesa ou com barreiras culturais, dificuldades na gestão de tempo e na conciliação das dimensões pessoal/familiar, profissional e académica, ou dificuldades de integração no contexto académico que se caracterizam por sentimentos de isolamento, por dificuldades na construção de uma identidade académica, ou por uma subutilização dos espaços e recursos da academia. Em trabalhos anteriores de Alves (2024) e Alves et al. (2024a), estas dificuldades foram referidas por diferentes doutorandos/as e doutorados/as que assinalaram o esforço adicional para a gestão dos seus quotidianos, marcados pela articulação entre doutoramento, trabalho, família e vida:

(…) eu vim para um outro país e foram muitas mudanças. O sistema de ensino no Brasil é diferente, por exemplo, eu não sabia o que é que significava o sistema de valores, não é? De 0 a 20. No Brasil é de 0 a 10. Logo na primeira disciplina que eu tive no doutoramento o professor passou uma atividade, e eu não fazia ideia como é que aquilo devia ser desenvolvido, e depois ficava com um bocado de receio em perguntar, que eu também não queria me sentir parva. Depois havia muitas vezes, o professor falava coisas, e eu não percebia nada, não percebia o português dele (...). (P72, doutorada, internacional)

(…) Eu trabalho, e, portanto, como a minha responsabilidade é a nível nacional, portanto, estão a ver como é que eu corro de um lado para o outro? Portanto, eu sou de [cidade] e o doutoramento está a acontecer no [outra cidade], portanto, para além disso também é uma gestão em termos de família, e em termos de estudo, de pesquisa e, portanto, parece que o tempo não chega, e às vezes parece que quero respirar e não tenho ar para respirar (...) (P100, doutoranda, mãe, trabalhadora-estudante)

(…) Eu penso "eu gostava de estar assim concentrada, a olhar para o computador", mas muitas vezes é difícil, e trabalho, e faço doutoramento, e tenho que cuidar dos filhos, não posso dizer "esperem aí dois anos, que eu daqui a um bocado volto" [riso]. (P103, doutoranda, mãe, trabalhadora-estudante)

Ora, independentemente do esforço de muitas universidades e de muitos/as docentes do ensino superior, uma lógica de transclusão, como proposta por Biesta (2019), implicaria uma transformação das oportunidades de genuína participação de doutorandos/as na estruturação das oportunidades e dos quotidianos do doutoramento. Fazer um doutoramento na sequência de um percurso de formação inicial não é o mesmo que chegar ao doutoramento depois de uma carreira profissional ou vindo de outro país –nem em termos da relação com os espaços e práticas da universidade, nem em termos da relação com a investigação–. Isto também significa que os processos de orientação deveriam decorrer num ambiente académico que valorizasse e respeitasse a investigação como uma componente nuclear do trabalho académico, um processo que exige tempo e em que a ênfase nos produtos não pode atraiçoar a qualidade e o cuidado dos processos.

3. O *que-fazer* do doutoramento

Conceber o doutoramento como um processo que coloca a investigação no centro implica desenvolver conhecimentos e competências específicas, mas também atitudes de questionamento e análise crítica, fomentar capacidades de investigação e conhecimento de métodos de investigação, estimulando ainda a capacidade de lidar com a incerteza e a complexidade. Por isso, o *que-fazer* do doutoramento tem a vantagem se for ensinado por quem (também) faz investigação, partilhando experiências e problemas –juntando a experiência dos doutorandos e dos orientadores enquanto aprendentes–.

As vantagens de pertencer e participar em comunidades de prática de investigação são destacadas nos grupos focais, tanto por doutorandos/as quanto por orientadores/as, no estudo de Patrícia Alves (2024) sobre processos e resultados da educação doutoral:

"(…) a discussão enquanto processo de avanço, que eu acho que, que deve, de facto, marcar o nosso trabalho neste contexto (…), o exercício de conversar com outros, e de pensar com outros, e de discutir com outros é, de facto, um exercício muito rico, e muito mais rico do que quando nós estamos sozinhos, só connosco." (P99, doutoranda)

(…) é importante essa partilha de experiências com eles, e com os outros alunos, com outros docentes, com outras pessoas que vão estar relacionadas. Ah, mas também com, depois, cada trabalho que eles têm que fazer não são trabalhos individuais, cada artigo que eles têm que fazer é sempre um artigo onde eles são os principais responsáveis, mas não são os únicos, e há um trabalho de equipa (…)" (P35, orientador)

"(…) há dois aspetos que são muito importantes, que é a colaboração, ou seja, a interação de diferentes pessoas de diferentes patamares ou de diferentes bases como ponto de partida (…)" (P51, Orientador)

"(...) quando explicou o objetivo do estudo isto foi a primeira ideia que me veio à cabeça, que foi a ideia do grupo, não é? De trabalho em grupo, de colaboração num processo que é individual, mas que faz parte também de um processo conjunto, que é uma, seja porque é uma área de investigação específica, seja porque é uma escola específica, um centro de investigação em que há uma cultura de trabalho académico e essa cultura de discussão, e de trazer os problemas. (…) Em termos gerais, aquilo que me parece que é importante, é essa cultura, uma cultura académica rigorosa, o hábito de trabalhar a ciência, não só do ponto de vista do indivíduo, mas de um grupo, e discutir as ideias, é diferentes abordagens da mesma, do mesmo problema, eu acho que isso faz…, que é importante. Para já foi a primeira coisa que eu me lembrei na altura e é a primeira que eu lanço." (P52, orientadora)

"(…) eu acho que essas linhas de investigação, esses grupos de investigação que, na nossa faculdade, não são tanto grupos de investigação, nós chamamos de COPINS, mas são fundamentais, porque acabam por ser um momento de se refletir, de se trabalhar em algumas questões, de se repensar, de…, eu acho que o facto de se pertencer a um grupo desses, que não é propriamente de investigação, porque não é investigação partilhada, mas que é…, que é fundamental para trazer algum…, algum rigor, algum…, alguma reflexividade ao doutoramento. E esse rigor e reflexividade são essenciais num processo de doutoramento." (P94, orientadora)

"O que é que eu achava que podiam ser coisas de sucesso para um doutoramento? E eu penso que a ideia de cooperação, do grupo de trabalho, que não é só de um individuo, mas que é um trabalho do…, que é um projeto que é partilhado, não só entre o orientando e o orientador, ou orientadores, mas que é de um grupo mais alargado, que tem um processo de criar, uma criação conjunta de perguntas de investigação, de ideias, de *outcomes* também do doutoramento." (P53, orientador)

Estes excertos sublinham como a dimensão do coletivo é central na realização do doutoramento –contrariando a ideia do doutoramento como produto individual que resulta de um processo de isolamento, eventualmente numa "torre de marfim"–. Pelo contrário, estes depoimentos acentuam a importância da colaboração, do diálogo, da discussão, da partilha como elementos essenciais ao *que-fazer* do doutoramento.

Num pequeno estudo que realizamos há alguns anos com doutorados/as do Programa Doutoral de Ciências da Educação da Universidade do Porto, registamos alguns significados do que é converter-se em académico/a (Lopes & Menezes, 2018). Assinalavam que se tratava de deter domínio profundo de conhecimentos numa área específica e de métodos de investigação; adquirir autonomia, autoria e autoridade para produzir um discurso sobre (educação): ter a capacidade de tomar decisões metodológicas e realizar novos estudos, incluindo em relação à melhoria das suas práticas profissionais; ter a oportunidade de experimentar o mundo académico por dentro, bem como o desafio intelectual, mas também a ampla experiência relacional com supervisores, colegas e investigadores.

Nesse trabalho registamos diferentes momentos em que se haviam sentido, pela primeira vez, investigadores de pleno direito. Em alguns casos, foi no processo de recolha de dados seja quando envolvia a pesquisa de fontes históricas, seja durante a realização de entrevistas; em outros casos, foi no desempenho de ofícios típicos de investigação como fazer apresentações em congressos ou publicar artigos; noutros ainda, foi no confronto com contextos inesperados: porque se retornava a um sítio familiar mas com outro propósito, ou porque uma notícia num jornal tinha "transferido" a investigação para "um café da minha aldeia" (Lopes & Menezes, 2018).

Em todos os casos, o que estes depoimentos assinalam é que, mais do que obter um grau, um doutoramento resulta de um percurso de construção de uma cidadania académica baseada na experiência vivida. Esta cidadania académica envolve um sentimento de identidade e de pertença que se constrói a partir da participação –que pode começar por ser periférica, mas é inteiramente legítima– numa comunidade que faz da indissociabilidade entre a investigação e a educação a sua caraterística distintiva.

Mas é também um processo que envolve o reconhecimento, a representação e a redistribuição de direitos, incluindo o direito de ter uma palavra a dizer, uma voz e um voto. Mesmo podendo revestir-se de diferentes valorizações para diferentes pessoas, como os excertos abaixo revelam, fazer o doutoramento é aceder a uma comunidade académica que implica um relevante lugar de fala, socialmente reconhecido:

Vivo inteiramente para isto, é a coisa que gosto mais é..., é de dar aulas, é de ajudar os meus estudantes, ah..., e adoro fazer isso estou..., eu gosto muito de..., de..., de pensar sobre os assuntos e de escrever sobre os assuntos e de dar aulas e tudo isso é..., é a minha vida, hoje é isto (...) e aqui para nós, eu digo-lhe isto com..., com toda a franqueza, eu gosto muito que me tratem por professor porque, sabe [nome da entrevistadora], foi com sangue, suor e lágrimas que eu cheguei aqui. (...) Porque é ... não vamos ser hipócritas, não vamos ser cínicos, o... o estatuto académico existe para diferenciar as pessoas. (P119, doutorado)

"Uma das experiências mais gratificantes que eu tive foi, aqui há uns tempos, poder participar num júri [universidade], em que estava também o meu orientador, e de repente eu estava ao lado dele. Aquilo deu-me uma sensação de... para já de incredibilidade. De repente estou eu ali ao lado do professor, também era um júri enorme, e aí caiu-me também um bocadinho, também, aquela ideia 'ai, pois eu agora estou do outro lado, não é?'" (D15, FG4D, Saúde)

Este é um desafio significativo para a universidade enquanto contexto democrático, pluralista e transclusivo, já que os esforços de democratização do ensino superior, parecem ser ainda dificultados por dinâmicas de inclusão/

exclusão impregnadas por uma cultura académica performativa, na qual a diferença é muitas vezes vista como um risco e as práticas meritocráticas, que muito frequentemente desvalorizam as populações mais vulneráveis, são percecionadas como garantia de qualidade e de eficiência educativas (Alves et al., 2024a).

4. Desafios e perspetivas

A concretização de um espaço académico transclusivo é dificultada por limitações que impedem ou enfraquecem os efeitos positivos dos movimentos de massificação e democratização iniciados nos níveis de ensino anteriores e que têm vindo a avançar até à educação doutoral.

É inevitável admitir a incapacidade das instituições de ensino superior para anular, suplantar ou compensar todas as condições de desigualdade social que deterioram previamente a relação com a escola e dificultam as possibilidades de escolha e o acesso ao ensino superior por determinados grupos sociais, tais como as meninas ciganas (Mendes & Costa, 2020) ou jovens afrodescendentes oriundos de Países Africanos de Língua Oficial Portuguesa (PALOP) (Roldão et al., 2016). O acesso à educação doutoral é também dificultado por critérios de seleção baseados em delimitações, mais ou menos implícitas, do conceito de mérito (e.g., instituição de ensino superior e média das classificações obtidas em graus anteriores; publicações científicas), vistos como indutores de sucesso e qualidade (Posselt, 2018), mas que promovem mecanismos de estratificação e exclusão de novos públicos (Jung et al., 2023; Posselt, 2014; Sarr et al., 2022; Wilson et al., 2019) e se revelam maus preditores do sucesso dos/as doutorandos/as (Jones et al., 2019; Mountford et al., 2007).

A escassez de recursos (e.g., financiamento; tempo dos/as orientadores/as; oportunidades de carreira pretendidas) (Alves et al., 2024a) e o contexto performativo, no qual se exacerba a pressão para mostrar um conjunto pré-definido de resultados num período pré-estabelecido de tempo (Ball, 2012), espartilham as possibilidades de ser diferente, de ousar fazer diferente e de criar diferentes formas de sucesso. Neste contexto, a diversidade é frequentemente vista como uma ameaça à qualidade da educação doutoral, reconhecendo-se que o ensejo de ir de encontro às necessidades dos/as doutorandos/as se torna largamente mais complexo quando estas necessidades se multiplicam e diversificam. Adicionalmente, é importante reconhecer que não apenas os/as doutorandos/

as se vêm pouco integrados/as no contexto académico, como os/as próprios/as docentes e orientadores/as se sentem, muitas vezes, incapazes e isolados/as na tentativa de suplantar as dificuldades acrescidas frequentemente enfrentadas por doutorandos/as não tradicionais ou novos públicos (Alves et al., 2024a; Alves et al., 2024b).

Como podem então as universidades promover a transclusão na educação doutoral?

Desde logo, é importante afirmar que a educação doutoral não é só para alguns, advogando e celebrando a sua democratização e acesso alargado. Isto implica a expressão de expectativas positivas face à diversidade, que se traduzam em critérios de admissão e seleção mais abrangentes e inclusivos, mas também na criação de espaços de partilha e de apoio à progressão e sucesso. Envolve ainda o reforço do financiamento, encontrando formas mais flexíveis de providenciar recursos materiais para doutorandos/as.

A questão da saúde mental e da qualidade de vida na academia foi especialmente sublinhada na pandemia, mas não é um problema novo (Deem, 2020). Aliás, a invisibilidade destas questões na educação doutoral tem sido confrontada e reconhecida como uma prioridade, o que implica ir ao encontro das necessidades, inevitavelmente diversas, de doutorandas/os. Ora, esta exigência pode ter como consequência uma sobrecarga adicional para orientadores/as cujo papel é nuclear, mas não pode ser o único recurso de apoio. Aliás, um estudo recente mostra como o papel do/a orientador/a interage com o ambiente institucional (competitivo vs. cooperativo), sendo esta interação decisiva para a sustentação do envolvimento emocional com o trabalho de doutoramento (Alves et al., 2024c). Isto sugere a relevância de processos de orientação e trabalho mais coletivos e colaborativos, envolvendo a partilha e cooperação de atores institucionais diversos −professores/as, investigadores/as, doutorandos/as−.

No geral, esta visão implica fazer da academia um espaço em que todos/as têm lugar, reconhecimento e voz, em que se combate a invisibilidade de certos grupos e há um esforço quotidiano para concretizar uma visão mais ética do trabalho académico como uma empreitada coletiva. Implica também um forte compromisso com a valorização dos contributos de doutorandos/as, cuja pertença e voz na comunidade académica devem ser reforçadas e celebradas, pois a sua participação legítima e genuína é condição da vida democrática da universidade.

Referências Bibliográficas

Alves, P. (2024). *Processos e resultados da educação doutoral: Um estudo multimétodos no contexto português* [Tese de doutoramento, Universidade do Porto]. Repositório da Universidade do Porto. <https://hdl.handle.net/10216/158567>

Alves, P., Lopes, A., Cruz-Correia, R. & Menezes, I. (2023). The value of doctoral education in the intersection of the multiple purposes of higher education. *European Educational Research Journal, 0*(0), 1–21. <https://doi.org/10.1177/14749041231206197>

Alves, P., Lopes, A., Cruz-Correia, R. & Menezes, I. (2024a). A massificação e democratização da Educação Doutoral na encruzilhada entre a equidade e a meritocracia. *Revista Portuguesa De Educação, 37*(2), 1–28. <https://doi.org/10.21814/rpe.30793>

Alves, P., Lopes, A., Cruz-Correia, R. & Menezes, I. (2024b). The interrupted journey: factors and processes related to withdrawal, re-enrolment and dropout from doctoral education. *Higher Education, 88*, 225–242. <https://doi.org/10.1007/s10734-023-01113-w>

Alves, P., Lopes, A., Cruz-Correia, R., & Menezes, I. (2024c). Predictors of emotional engagement in doctoral education. *Studies in Higher Education*, 1–17. <https://doi.org/10.1080/03075079.2024.2369704>

Amorim, J, P., Pais-Castinheira, S., Menezes, I. & Lopes, A. (2019). Descolonização do currículo: ou de como não "perder de ganhar com a diversidade". *Rizoma Freireano, 27*, 1–11. <http://www.rizoma-freireano.org/descolonizacao-do-curriculo>

Ball, S. J. (2012). Performativity, Commodification and commitment: An i-spy guide to the neoliberal university. *British Journal of Educational Studies, 60*(1), 17–28. <https://doi.org/10.1080/00071005.2011.650940>

Biesta, G. (2019). Transclusion: Overcoming the tension between inclusion and exclusion in the discourse on democracy and democratisation. Em G. Biesta (Ed.), *Obstinate Education: Reconnecting School and Society* (pp. 97–111). Brill/Sense.

Castelló, M., García-Morante, M., Díaz, L., Sala-Bubaré, A., & Weise, C. (2023). Doctoral trends development in Spain: From academic to professional paths. *Innovations in Education and Teaching International, 60*(5), 736–747. <https://doi.org/10.1080/14703297.2023.2237958>

González-Ocampo, G., Kiley, M., Lopes, A., Malcolm, J., Menezes, I., Morais, R., & Virtanen, V. (2015). The curriculum question in doctoral education. *Frontline Learning Research, 3*(3), 23–38. <https://doi.org/10.14786/flr.v3i3.191>

Deem, R. (2020). Rethinking doctoral education: University purposes, academic cultures, mental health and the public good. Em S. Cardoso, O. Tavares, C. Sin, & T. Carvalho (Eds.), *Structural and institutional transformations in doctoral education: social, political and student expectations* (pp. 13–42). Palgrave Macmillan/Springer Nature.

Heitor, M. (2023, Setembro 4). *Viewpoint: Europe needs to boost the quality of research and innovation jobs.* <https://sciencebusiness.net/viewpoint/careers/viewpoint-europe-needs-boost-quality-research-and-innovation-jobs>.

Hijano, M., & Ruiz, M. (2019). Descentralización y democracia: los inícios de las políticas educativas regionales en España durante la Transición (1978–1985). *Historia Caribe, 14*(34), 151–186. <https://doi.org/10.15648/hc.34.2019.5>

Jones, B. E., Combs, J. P., & Skidmore, S. T. (2019). Admission criteria for educational leadership doctoral students in one U.S. doctoral program. *International Journal of Doctoral Studies, 14*, 351–365. <https://doi.org/10.28945/4251>

Jung, J., Li, H., & Horta, H. (2023). Procedures, criteria and decision-making in doctoral admissions: the case of China's leading research universities. *Assessment and Evaluation in Higher Education, 48*(8), 1119–1134. <https://doi.org10.1080/02602938.2023.2179595>

Loff, M. (2024). A Revolução portuguesa (1974-1976), um modelo específico de democratização no século XX. *Revista Crítica de Ciências Sociais, 133*, 13–34. <https://doi.org/10.4000/11pr1>

Lopes, A., & Menezes, I. (2018). A construção de si como investigador: reflexões sobre os processos de formação pós-graduada. *Educar em Revista*, (71), 103–124. <https://doi.org/10.1590/0104-4060.62649>

Margolis, E. & Romero, M. (1998). "The Department Is Very Male, Very White, Very Old, and Very Conservative": The Functioning of the Hidden Curriculum in Graduate Sociology Departments. *Harvard Educational Review, 68*(1), 1–33. <https://doi.org/10.17763/haer.68.1.1q3828348783j851>

Mendes, M. M., & Costa, A. R. (2020). Ciganos portugueses: Escola e mudança social. *Sociologia, Problemas e Práticas (93)*, 109–126. <http://journals.openedition.org/spp/7754>

Menezes, I. (2018). HE4u2: a project to integrate cultural diversity into HE - "inclusiveness (...) is a matter of the heart" [Comunicação de conferência]. *Conferência no Final Symposium of the HE4u2 project*, Barcelona, Espanha. <http://autumn2018seminar.eucen.eu/wp-content/uploads/2018/11/03_IM_HE4u2.pdf>

Mountford, M., Ehlert, M., Machell, J., & Cockrell, D. (2007). Traditional and personal admissions criteria: Predicting candidate performance in US educational leadership programmes. *International Journal of Leadership in Education, 10*(2), 191–210. <https://doi.org/10.1080/13603120600935696>

Organisation for Economic Cooperation and Development. (2021). *Reducing the precarity of academic research careers. OECD Science, Technology and Industry Policy Papers*. OECD Publications.

Posselt, J. R. (2014). Toward inclusive excellence in graduate education: Constructing merit and diversity in PhD admissions. *American Journal of Education, 120*(4), 481–514. <https://doi.org/10.1086/676910>

Posselt, J. R. (2018). Trust Networks: A new perspective on pedigree and the ambiguities of admissions. *The Review of Higher Education, 41*, 497–521. <https://doi.org/10.1353/rhe.2018.0023>

Roldão, C., Albuquerque, A., Seabra, T., & Mateus, S. (2016). Afrodescendentes e oportunidades de acesso ao ensino superior [Comunicação de conferência]. *Atas do IX Congresso Português de Sociologia: Portugal, território de territórios*, Faro, Portugal. <https://associacaoportuguesasociologia.pt/ix_congresso/actas>

Sanz Menéndez, L., & Santos Pereira, T. (2022, Setembro 4). Evolution of science and technology in Portugal and Spain. *Social Observatory of La Caixa - Dossier Research and Innovation in Portugal and Spain*. <https://oobservatoriosocial.fundacaolacaixa.pt/en/-/evolution-of-science-and-technology-in-portugal-and-spain>

Sarr, F., Knight, S., Strauss, D., Ouimet, A. J., Cénat, J. M., Williams, M. T., & Shaughnessy, K. (2022). Increasing the representation of black, indigenous, and people of colour as students in psychology doctoral programmes. *Canadian Psychology, 63*(4), 479–499. <https://doi.org/10.1037/cap0000339>

Stoer, S. R. (1986). *Educação e mudança social em Portugal - 1970–1986.* Edições Afrontamento.

Wilson, M. A., Odem, M. A., Walters, T., DePass, A. L., & Bean, A. J. (2019). A model for holistic review in graduate admissions that decouples the GRE from race, ethnicity, and gender. *CBE-Life Sciences Education, 18*(1), 1–12. <https://doi.org/10.1187/cbe.18-06-0103>

3. Desafíos y estrategias para mantener la integridad académica en los programas de doctorado

Jesús Miguel Muñoz Cantero* y Ana M.ª Porto Castro**
*Universidade de A Coruña
**Universidade de Santiago de Compostela

Introducción

La integridad académica es un pilar fundamental en el que se debe asentar cualquier programa de formación para garantizar la calidad, credibilidad y legitimidad de las instituciones de educación superior y de sus egresados/as. En el contexto actual, de enormes presiones y de una competitividad en constante aumento, mantener altos estándares de integridad académica se ha convertido en un desafío significativo.

Este capítulo, que lleva por título "Desafíos y estrategias para mantener la integridad académica en los programas de doctorado", se ocupa de los principales desafíos relacionados con la integridad académica y de algunas estrategias efectivas para promoverla. Paralelamente, proporciona una base sólida para comprender y abordar la integridad académica en el caso concreto de los estudios de doctorado. El contenido del capítulo se organiza en cinco apartados. El primero se centra en la conceptualización de la integridad académica. A continuación, se dedica un apartado al análisis del impacto de la integridad académica en la esfera profesional-laboral, la educativa-formativa y la administrativa-organizacional. El siguiente apartado se centra en los factores que vulneran la integridad académica. Seguidamente, se dedica un apartado a la integridad académica en la formación y a exponer algunas estrategias para su desarrollo; por último, el texto finaliza con la presentación de un decálogo para la implementación de la integridad académica en las universidades, a modo de propuesta y reflexión final.

1. Conceptualización de la integridad académica

La integridad académica es esencial para mantener la calidad y la credibilidad de la educación y de la investigación, asegurando que las instituciones universitarias son consideradas fuentes confiables de conocimiento y de avance científico.

La Red Europea para la Integridad Académica define la *integridad académica* del siguiente modo: "Conformidad con principios, estándares, prácticas y sistema consistente de valores éticos y profesionales, que sirven como guía para tomar decisiones y realizar acciones en la educación, investigación y escolaridad" (Tauginienè et al., 2018, p. 22).

En nuestro ámbito de estudio, el universitario, esta conceptualización es susceptible de ser analizada desde perspectivas distintas: la académica, la individual y la investigadora.

- Desde el ámbito académico, la integridad hace referencia a la adherencia a principios éticos y profesionales, abarcando la honestidad en la realización de trabajos académicos, la transparencia en el reconocimiento a la atribución de fuentes y el respeto por la propiedad intelectual de otros (Bretag, 2020; Macfarlane et al., 2014).

- En la perspectiva individual, la integridad alude a la coherencia y consistencia en la adhesión a valores personales y éticos en todas las acciones y decisiones del individuo. Implica actuar de acuerdo con principios de honestidad, responsabilidad y respeto, tanto en el ámbito personal como en el profesional (Arora, 2017).

- En el contexto de la investigación, la integridad implica la realización de investigaciones de manera ética y responsable, asegurando la veracidad y exactitud de los datos, la transparencia en la metodología y la correcta atribución de las contribuciones; también incluye la protección de los derechos y el bienestar de los sujetos de investigación (Bird, 2006; Moher et al., 2020).

Aunque cada una de estas perspectivas tiene sus propias particularidades, las tres comparten como base común principios éticos y valores esenciales para la práctica académica y profesional. De hecho, la integridad individual se puede considerar como el núcleo sobre el cual se construyen tanto la integridad académica como la integridad en la investigación, asegurando que los comportamientos éticos sean consistentes en todos los aspectos de la vida de un individuo.

Para una comprensión más detallada de las similitudes y diferencias entre estas tres perspectivas se proporciona a continuación, en la Tabla 1, una visión estructurada de los principales aspectos y prácticas asociadas a cada una, facilitando así una comprensión integral sobre cómo se interrelacionan y complementan entre sí (East y Donnelly, 2012; Hiebert et al., 2021; Piascik y Brazeau, 2010; Tauginienė et al., 2018).

Tabla 1: *Similitudes y diferencias entre la perspectiva académica, individual y de investigación de la integridad*

Aspecto	Integridad Académica	Integridad Individual	Integridad en la Investigación
Definición	Conformidad con los principios éticos y profesionales en el contexto académico.	Coherencia en la adhesión a valores personales y éticos en todas las acciones.	Conducta ética y responsable en la realización de investigaciones.
Contexto	Educación superior, incluyendo docencia, aprendizaje y gestión.	Vida personal y profesional en general.	Investigación científica.
Enfoque Principal	Honestidad en los trabajos académicos; transparencia en el reconocimiento a la atribución de fuentes; respeto por la propiedad intelectual.	Actuar de acuerdo con los principios de honestidad, responsabilidad y respeto.	Veracidad de los datos; transparencia en la metodología; correcta atribución de las contribuciones.
Ámbito de Aplicación	Actividades académicas: trabajos, exámenes, proyectos de investigación.	Todas las acciones y decisiones personales y profesionales.	Proceso de investigación.
Principales Prácticas	Evitar el plagio; citar correctamente; presentar datos fieles.	Mantener coherencia en los principios éticos; ser honesto y responsable.	Asegurar la veracidad y exactitud de los datos; transparencia en la metodología.
Relación con Otros Conceptos	Manifestación de la integridad individual en el ámbito académico.	Base para todas las formas de integridad, incluyendo la integridad académica y en la investigación.	Subconjunto de la integridad académica, específico para la investigación.
Ejemplos	No copiar; no falsificar información.	No mentir; ser responsable con los compromisos personales y profesionales.	Publicar resultados verdaderos; respetar los derechos de los sujetos de investigación.

2. El impacto de la integridad académica

La integridad académica tiene un amplio impacto que se extiende más allá del propio ámbito académico. En términos generales, podemos decir que afecta tanto al espacio institucional como social. Promueve, además, un entorno ético y responsable que beneficia a toda la institución. En este sentido, la integridad académica hace referencia a tres grandes esferas: la profesional-laboral, la educativa-formativa y la administrativa-organizacional. Veamos seguidamente algunas cuestiones relacionadas con cada una de ellas.

- En la *esfera profesional y laboral*, la integridad académica influye en el entorno de trabajo y en las oportunidades profesionales del personal docente e investigador y del alumnado, especialmente de doctorado. Afecta a la calidad de la investigación, de la formación y también tiene un gran impacto en la carrera profesional, porque un entorno donde se valoran y practican altos estándares éticos facilita la obtención de recursos y la *retención de talento*, ayudando a las instituciones de educación superior a destacar en un entorno académico competitivo y mejorando, de este modo, su *reputación y credibilidad* y, por ende, la de sus estudiantes (Johansen et al., 2019; O'Connor, 2006; Roberts, 2018).
- En la *esfera educativa y formativa*, las instituciones educativas juegan un papel fundamental en la formación de individuos éticos y responsables en todas las áreas de sus vidas. Este enfoque integral en educación no solo produce buenos/as académicos/as, sino también individuos comprometidos con la justicia y la equidad, algo esencial para el desarrollo de una sociedad más justa y equitativa (Dzimińska et al., 2018, Pérez Crego et al., 2022). Por un lado, la integridad académica asegura que los *resultados de la investigación sean fiables y válidos*, lo cual es fundamental para el avance del conocimiento (O'Connor, 2006). Por otro lado, facilita la confianza, elemento fundamental para establecer *colaboraciones y asociaciones sólidas* entre investigadores/as.
- En la *esfera administrativa y organizacional*, la integridad académica en la gestión y gobernanza de las instituciones educativas de educación superior abarca desde la prevención de conflictos de interés, hasta la sostenibilidad a largo plazo de la institución. En efecto, alcanzar altos estándares de integridad ayuda a prevenir *conflictos de interés* y a proteger la reputación de la institución, pues la transparencia y la equidad en

la gestión son esenciales para evitar daños a la imagen institucional y para mantener la confianza del público en general y de la comunidad académica en particular (Nafi y Kamaluddin, 2019). Además, garantizar la integridad asegura la *sostenibilidad a largo plazo* de la institución educativa, promoviendo un crecimiento estable y una reputación duradera en el panorama académico (Lozano et al., 2015; Viegas et al., 2016). Finalmente, la integridad académica establece estándares claros de conducta ética que impregnan toda la *cultura organizacional;* este marco ético guía las decisiones y acciones diarias, asegurando coherencia y responsabilidad en todas las actividades institucionales (Walck, 2009).

3. Factores que vulneran la integridad académica

Son numerosos los factores que pueden comprometer la integridad académica afectando, de diversa manera, a estudiantes, profesorado e investigadores/as.

Estos factores pueden variar desde presiones externas hasta carencias propias vinculadas a la escasa, o nula, formación y conocimientos sobre ética (Comas-Forgas et al., 2023). Cada uno de ellos representa un desafío específico que debe ser abordado mediante unas políticas claras, una formación adecuada, una cultura institucional que valore la honestidad y la transparencia y la promoción de acciones y estrategias tanto preventivas como correctivas. Nos ocupamos a continuación de algunos de estos factores.

Uno de los factores que vulnera la integridad académica es la presión por obtener los mejores resultados, sea en el aprendizaje, en la investigación o en la carrera académica. Por un lado, el alumnado puede sentirse tentado a adoptar prácticas deshonestas al comprobar que no consigue alcanzar las notas deseadas en un entorno donde se valora principalmente la obtención de calificaciones altas. Del mismo modo, en no pocas ocasiones el personal docente e investigador se ve forzado a publicar resultados de investigación para poder acceder a procesos de acreditación o para la obtención de financiación; si esto requiere un esfuerzo extra, es posible que se busque alguna salida poco ética para lograrlo. La manipulación de datos, el plagio y la fabricación de resultados son algunas de las conductas que pueden surgir en un contexto de alta competitividad académica, donde la productividad constante es esencial (Fanelli, 2010; Hernández y Ramírez, 2022; Muñoz Cantero, 2024a, 2024b). Además, este factor se suele asociar con una carga de trabajo excesiva y con plazos de tiempo ajustados que pueden llevar a estudiantes y personal docente e investigador a buscar atajos y adoptar prácticas deshonestas (Kaščáková y Kožaríková, 2022). Otro de los factores que atenta contra la integridad académica se relaciona con la falta de conocimientos y formación en citación. Un escaso dominio de las competencias necesarias para citar adecuadamente las fuentes consultadas puede llevar a cometer errores involuntarios o a prácticas deshonestas conscientes en los trabajos académicos. La carencia de formación al respecto contribuye a la vulneración de la integridad académica, pues la correcta atribución de fuentes es un elemento fundamental de la honestidad intelectual (Espiñeira et al., 2023; Foltýnek, 2022; Olivia-Dumitrina et al., 2017).

El ambiente excesivamente competitivo de las instituciones universitarias juega también un papel importante en la vulneración de la integridad académica. Así, en algunos programas de doctorado se exige a los/as doctorandos/as la publicación de resultados parciales de su investigación como condición previa a la defensa de la tesis. Por su parte, el personal docente e investigador, especialmente el que se encuentra en las primeras etapas de su carrera profesional, se enfrenta a la presión de las agencias para obtener la acreditación necesaria y avanzar y consolidar su carrera docente e investigadora. En este sentido, un entorno que fomenta la competencia desleal puede incentivar que se tomen atajos no éticos, es decir, la competitividad extrema puede desvalorizar la integridad y aumentar las prácticas fraudulentas, socavando la base ética de la formación e investigación (Gopalakrishna et al., 2021; Nwoye et al., 2019).

Otro factor que puede vulnerar la integridad académica, especialmente en el caso de doctorandos/as y jóvenes investigadores/as, tiene que ver con la actividad tutorial. Una escasa orientación y/o supervisión a estudiantes e investigadores/as en formación sobre cualquiera de las cuestiones que afecta a su proceso de aprendizaje, puede dejarles sin el apoyo necesario para desarrollar sus tareas de acuerdo con unos estándares éticos adecuados, aumentando así la probabilidad de recurrir a procedimientos deshonestos para cumplir con sus responsabilidades académicas (Hofmann et al. 2020; Lynch et al., 2021).

También las tecnologías de la información y comunicación contribuyen a vulnerar la integridad académica. La facilidad para acceder a la información en línea, la posibilidad de comprar trabajos académicos, la comodidad que supone poder copiar información de manera inmediata (Denisova-Schmidt, 2017; Hinman, 2002) o el sentimiento de impunidad al tener la percepción de que no se detectará la mala conducta (McCabe et al. 2002) facilitan la comisión de prácticas deshonestas, comprometiendo la integridad en los trabajos propios (Fernández-Cano, 2022; Olivia-Dumitrina et al., 2017).

La ambigüedad en las políticas institucionales sobre integridad académica y la percepción de impunidad ante las infracciones son también factores que afectan negativamente la adherencia a prácticas éticas. Cuando las políticas no son claras, o no se aplican consistentemente, los individuos pueden sentirse más inclinados a violarlas (Bretag, 2012). Paralelamente, cuando las conductas identificadas como íntegras académicamente no se valoran ni identifican, los individuos pueden llegar a percibir que las prácticas deshonestas no tienen consecuencias significativas. Dicha percepción puede aumentar la incidencia de malas prácticas y llevar a creer que la integridad no tiene un impacto real en la vida académica y/o profesional (Elsayed, 2020; Hiebert et al., 2021).

La falta de recursos también puede vulnerar la integridad académica. Así, cuando el personal docente e investigador y los/as estudiantes no tienen acceso a recursos suficientes, pueden sentirse obligados/as a recurrir a determinadas prácticas deshonestas para completar las tareas que requieren sus trabajos (Comas et al., 2011; Foltýnek, 2022), entre otras, por ejemplo, a hacer uso de materiales sin disponer de los derechos de propiedad pertinentes, o a omitir citar su uso, cuestiones que comprometen la integridad del trabajo realizado.

Finalmente, el uso de herramientas de inteligencia artificial para generar trabajos académicos y/o investigaciones representa un desafío reciente y novedoso para la integridad académica. La inteligencia artificial facilita una generación rápida de contenido que, sin una supervisión adecuada, puede resultar en plagio y llevar a producir trabajos sin el esfuerzo intelectual propio necesario. Además, la inteligencia artificial puede ser utilizada para manipular datos o resultados de investigación, creando una fachada de legitimidad que es difícil de detectar sin un análisis y evaluación riguroso de lo que esta herramienta ofrece (Gallent Torres et al., 2023; Katsnelson, 2022; Moya y Eaton, 2023; Muñoz Cantero, 2024a, 2024b).

4. La formación en integridad académica en las distintas etapas universitarias

La integridad académica es fundamental para el aprendizaje y estudio y, también, en la actividad investigadora. En el aprendizaje y estudio se manifiesta en el compromiso de los/as estudiantes con la honestidad y la responsabilidad en todas sus actividades académicas, por eso es crucial que, desde el inicio de los estudios universitarios, el alumnado reciba formación sobre la importancia de la integridad académica para comprender, lo antes posible, que su desarrollo ético es tan crucial como su desarrollo intelectual (Sureda et al., 2009).

En la investigación, la formación al respecto debe comenzar tempranamente, antes del inicio de los estudios de doctorado, y debe atender, no solo a evitar la comisión de plagio o la falsificación de datos, sino también a la adhesión a principios éticos y profesionales en todos los aspectos del trabajo y la vida académica.

En esta línea, Sarauw et al. (2019) afirman que los fundamentos de la integridad académica se establecen durante los estudios de grado y máster, cuando el alumnado desarrolla habilidades básicas de investigación y aprende los principios éticos que guiarán sus actividades en el futuro. Centrar la atención en una formación en esos primeros años permitirá a los/as estudiantes incorporar conceptos fundamentales de integridad en sus prácticas académicas desde el principio, cuestión esencial para su desarrollo como futuros/as profesionales y/o investigadores/as íntegros/as. Pero, además, no solo los/as preparará para evitar prácticas deshonestas, sino que también hará que comprendan en profundidad cuales son los valores éticos que deben guiar su conducta profesional futura. La promoción de valores éticos desde el inicio de la formación universitaria asegura que los/as futuros/as egresados/as realicen estudios de alta calidad y contribuyan también, de manera ética y responsable, al avance del conocimiento científico.

Ahora bien, por el significado y características de los propios estudios de doctorado, se puede decir que esta es la etapa por excelencia en la que se ha de cuidar especialmente la formación investigadora. En efecto, los estudios de doctorado tienen, en toda la formación universitaria, la mayor carga de investigación debido al tipo de trabajo que han de desarrollar los/as doctorandos/as, la tesis, y, en consecuencia, se necesita centrar más el foco de atención en la formación en investigación en este período. En esta línea, en España, el Real Decreto 576/2023, de 4 de julio que modifica el R. D. 99/2011, de 28 de enero, por el que se regulan las enseñanzas oficiales de doctorado señala en su artículo 2, apartado 1, que los estudios de doctorado conforman el tercer ciclo de las enseñanzas universitarias oficiales en España, cuya finalidad es la adquisición de las competencias y las habilidades concernientes con la investigación de calidad y su desarrollo.

La figura del/de la director/a de tesis juega aquí un papel fundamental; su función es crucial para que los/as doctorandos/as actúen siguiendo principios éticos como la honestidad, el rigor y el respeto, y para orientarlos/as en el uso veraz de datos y en la correcta atribución de fuentes (Åkerlind y McAlpine, 2015; Deakin y Wakefield, 2014). Deben, además, guiar a los/as futuros/as doctores/as en la elaboración de un diseño metodológico riguroso del plan de investigación de tesis, para asegurar la validez y fiabilidad de los hallazgos. Otra de sus tareas fundamentales se relaciona con la evaluación del trabajo realizado por el/la doctorando/a durante su permanencia en el programa de doctorado; en este sentido, la evaluación ha de ser justa y honesta, proporcionando una retroalimentación constructiva (Bertram Gallant, 2008).

De acuerdo con Golding (2023), una de las tareas fundamentales de los/as directores/as de tesis es identificar y abordar la carencia de habilidades académicas adecuadas en los/as estudiantes a quienes dirige la tesis y/o tutoriza, proporcionándoles el entrenamiento y los recursos necesarios para desarrollarlas, prevenir las conductas de deshonestidad académica y mejorar sus competencias como investigadores/as. Por otra parte, es fundamental que promueva un ambiente de aprendizaje ético y respetuoso y conciencie acerca de la importancia de la integridad académica y de las consecuencias de la deshonestidad (Resnik, 2020).

4.1. Estrategias para la formación en integridad académica

Como se ha expuesto en el apartado anterior, son muchos los retos a afrontar cuando se aborda la formación en integridad académica en el ámbito de la educación superior.

En este sentido, expresamos la firme convicción de que la formación es una tarea clave para establecer entre el alumnado y el personal docente e investigador conductas y prácticas académicas e investigadoras éticas (Muñoz Cantero, 2024a, 2024b), entre las que se incluyen la honestidad en el trabajo académico, la transparencia en la metodología utilizada, la correcta atribución de contribuciones y la protección de los derechos y el bienestar de los sujetos de investigación. Al mismo tiempo sostenemos la idea, ya expuesta más arriba, que esa formación ha de comenzar en las primeras etapas universitarias, si bien cobra una especial relevancia durante los estudios de doctorado. De hecho, en el contexto español, el ya citado Real Decreto 576/2023, de 4 de julio, que modifica el R. D. 99/2011, de 28 de enero, por el que se regulan las enseñanzas oficiales de doctorado, hace hincapié en la formación durante la etapa de los estudios de doctorado, como una de sus principales novedades y, concretamente, señala lo siguiente:

> Los programas de doctorado incluirán aspectos organizados de formación investigadora que no requerirán su estructuración en créditos ECTS y comprenderán tanto formación transversal e interdisciplinar como específica del ámbito de cada programa, si bien en todo caso la actividad esencial de la doctoranda y del doctorando será la investigadora. (artículo 4)

Conviene, no obstante, llamar la atención que, para poder desarrollar una conducta académica íntegra no basta con una simple declaración de intenciones; se requiere la promoción efectiva de principios y una implementación práctica y estructurada de los mismos desde los primeros años de la formación universitaria.

La literatura al respecto subraya que una formación en integridad académica desde las primeras etapas universitarias tiene un impacto significativo en el comportamiento ético de los/as estudiantes a lo largo de su carrera.

Cuestión distinta es cómo llevar a la práctica el reto de esa formación. En este sentido, es necesario desarrollar estrategias que frenen el uso indiscriminado de acciones deshonestas, tanto en el aprendizaje como en la docencia e investigación y, en definitiva, en la actividad individual de cada uno, sea estudiante, docente y/o investigador/a.

Así, por ejemplo, Hooper et al. (2018) muestran que los cursos y talleres de formación en ética pueden fortalecer las prácticas de integridad entre los/as estudiantes universitarios/as. De manera similar, Huybers et al. (2020) subrayan la importancia de las relaciones de mentoría y la presión normativa de los/as compañeros/as como transmisores importantes de integridad académica. En la misma línea se expresan Satalkar y Shaw (2019) cuando señalan que los valores éticos inculcados en las etapas universitarias iniciales son cruciales para el desarrollo de la integridad en la investigación y deben centrarse en enseñar al estudiante a ser honesto en sus trabajos, aportando datos y resultados con precisión, sin exageraciones ni omisiones.

El alumnado debe, en primer lugar, comprender la importancia de reconocer adecuadamente las contribuciones de otros/as investigadores/as. Es necesario que aprenda a citar correctamente las fuentes que utiliza y que muestre respeto por la propiedad intelectual ajena, evitando el plagio en todas sus formas.

Mahmud y Bretag (2015) señalan que la formación en integridad y la modelización de comportamientos éticos son elementos clave para la satisfacción de los/as estudiantes con las políticas y procesos de integridad académica.

Del mismo modo, de acuerdo con Resnik y Shamoo (2017), en la investigación se ha de ser transparente en la metodología seguida, pues este aspecto es crucial para lograr la replicabilidad y credibilidad de un estudio. Estos autores subrayan que la transparencia metodológica fortalece la validez de la investigación y facilita el avance del conocimiento científico.

En el mismo sentido, Anderson et al. (2013) subrayan que la integridad en la investigación es fundamental para el avance del conocimiento, el apoyo público a la investigación y la autonomía de la profesión académica. Además, como no todo lo referido a la integridad en la investigación se circunscribe a la honestidad y la transparencia, son también elementos fundamentales por tratar todos los relacionados con la protección de los derechos y el bienestar de los sujetos de investigación.

En suma, es esencial diseñar e implementar estrategias específicas de integridad académica que abarquen desde la educación formal en ética hasta la modelación de comportamientos por parte de los/as tutores/as y directores/as/ de tesis y de los/as profesores/as. También la formación sobre el uso de herramientas antiplagio, junto con políticas claras y sanciones rigurosas ante las infracciones juegan un papel fundamental en la construcción de un entorno académico que valore y respete la integridad.

Para profundizar algo más en estas cuestiones, en la tabla 2 se presentan algunas estrategias para promover la integridad académica en la formación universitaria, detallando cómo cada una de ellas puede contribuir a establecer una cultura de honestidad, transparencia y respeto en el ámbito universitario.

Tabla 2: *Estrategias para promover la integridad académica*

Estrategia	Descripción	Referencias
Implementación de políticas y regulaciones	Desarrollo de políticas institucionales robustas que desincentivan las conductas deshonestas.	Amsberry (2022); Anderson et al. (2013); Muñoz Cantero et al. (2021).
Uso de tecnologías de detección	Implementar el uso de herramientas y tecnologías antiplagio que ayuden al estudiantado a identificar y corregir posibles infracciones de integridad académica antes de la presentación de sus trabajos.	Hayden et al. (2021); Macfarlane et al. (2014); Muñoz Cantero et al. (2019).
Educación en ética	Programas de formación en ética y valores que promuevan la integridad académica desde los primeros años universitarios.	Hooper et al. (2018); Jeffrey & Dias (2019); Sefcik et al. (2020); Vallespir et al. (2024).
Participación de los/as estudiantes	Involucrar a discentes en comités o paneles que evalúen incidentes de deshonestidad académica.	DiPaulo (2022); Espiñeira et al. (2019); Huybers et al. (2020).
Fomento de la creatividad y originalidad	Desarrollo de habilidades creativas que desincentiven la necesidad de recurrir a la deshonestidad.	Eshet y Margaliot (2022); Gallent et al. (2023); Katsnelson (2022); Moya y Eaton (2023).
Modelado de comportamientos éticos	El profesorado y tutores/as deben modelar comportamientos éticos, sirviendo como ejemplos a seguir para el estudiantado; incluye la transparencia en su propia investigación y la adhesión a los principios de integridad académica en su enseñanza.	Espiñeira et al. (2019); Huybers et al. (2020).
Establecimiento de políticas claras, regulaciones y sanciones por infracciones	Implementar el uso de herramientas y tecnologías antiplagio que ayuden al estudiantado a identificar y corregir posibles infracciones de integridad académica antes de la presentación de sus trabajos.	Amsberry (2022); Anderson et al. (2013); Muñoz Cantero et al. (2021).

Estrategia	Descripción	Referencias
Evaluación continua y retroalimentación	Proveer al estudiantado de una evaluación continua y retroalimentación sobre su desempeño en términos de integridad académica.	Hyytinen y Löfström (2017); Mahmud y Bretag (2015); Muñoz Cantero (2024).
Fomento de una cultura de integridad	Promover una cultura de integridad académica que valore la honestidad, la transparencia y el respeto.	Muñoz Cantero et al., (2022); Piascik y Brazeau (2010); Sarauw et al. (2019).
Cursos y talleres de formación en ética	Incorporar cursos y talleres específicos sobre ética e integridad académica en los programas de grado y máster, que cubran temas como la citación correcta, el plagio, la fabricación y falsificación de datos y la ética en la investigación.	Hooper et al. (2018); Muñoz Cantero et al. (2020); Sefcik et al. (2020); Vallespir et al. (2024).

5. A modo de síntesis final: un decálogo para promover la integridad académica

A lo largo de este trabajo se han analizado los factores que vulneran la integridad académica y se han identificado algunas estrategias para contrarrestar estas amenazas. La presión por obtener resultados, la falta de formación en citación, un ambiente excesivamente competitivo, la supervisión insuficiente, el fácil acceso a la información en línea, la carga de trabajo excesiva, la ambigüedad en las políticas institucionales, la desvalorización de la integridad académica, la falta de recursos o el uso de la inteligencia artificial son algunos de los desafíos identificados.

Para abordar estos retos y promover una cultura de integridad en la institución universitaria, es crucial establecer principios claros y acciones concretas que guíen a estudiantes y docentes e investigadores/as en la práctica de una investigación y enseñanza ética.

A continuación, y a modo de síntesis final, presentamos en la tabla 3 un decálogo de integridad académica (Muñoz-Cantero, 2024a) que se desprende de las cuestiones descritas a lo largo de estas páginas, con la intención de que sirva de guía práctica para fomentar un entorno académico en la institución universitaria basado en sólidos principios éticos, especialmente, en los estudios de doctorado.

Tabla 3: *Decálogo para promover la integridad académica*

Principios	Descripción	Ejemplo de Implementación	Referencias
Formación en Integridad	Formar a través de cursos y talleres específicos sobre ética e integridad académica en los programas de grado y pregrado.	Programas de formación ética que incluyan casos prácticos y debates sobre dilemas éticos.	Bretag (2020); Jeffrey y Dias (2019); Sefcik et al. (2019).
Gestión del Tiempo	Fomentar técnicas de gestión del tiempo para evitar atajos poco éticos.	Talleres sobre planificación y organización del tiempo.	Bretag (2020); Piascik y Brazeau (2010).
Modelos de Comportamiento Ético	Profesorado y directores/as de tesis deben actuar como modelos de comportamiento ético para sus estudiantes.	Mentores que demuestren prácticas éticas en su trabajo diario.	Bretag (2020); Espiñeira et al. (2019); Huybers et al. (2020).
Autorreflexión Ética	Promover la autorreflexión entre el estudiantado sobre sus acciones y decisiones.	Sesiones de reflexión personal y discusión grupal sobre ética.	Bretag (2020); Hyytinen y Löfström (2017).
Uso de Herramientas Antiplagio	Utilizar herramientas antiplagio para asegurar la originalidad y correcta citación de los trabajos y promover el uso responsable de la inteligencia artificial.	Integración de *software* antiplagio en los sistemas de entrega de trabajos.	Bretag (2020); Gallent Torres et al. (2023); Hayden et al. (2021).
Mantener la Honestidad	Promover y mantener la honestidad en todas las comunicaciones y trabajos académicos.	Crear un código de honor que todo el estudiantado debe firmar y seguir.	Bretag (2020); Macfarlane et al. (2014).
Cooperar Respetuosamente	Fomentar la cooperación respetuosa y el reconocimiento justo de la autoría en trabajos colaborativos.	Políticas claras sobre coautoría y colaboración en proyectos.	Bretag (2020); Mahmud y Bretag (2015).

Principios	Descripción	Ejemplo de Implementación	Referencias
Desarrollar Habilidades de Evaluación	Desarrollar habilidades para evaluar fuentes, analizar datos e integrar información éticamente.	Cursos de metodología de investigación con un fuerte componente ético.	Bretag (2020); Hooper et al. (2018).
Aprendizaje a lo Largo de la Vida	Promover el aprendizaje continuo y la actualización con las mejores prácticas.	Programas de educación continua y desarrollo profesional.	Bretag (2020); Sefcik et al. (2019); Vallespir et al. (2024).
Defender la Integridad	Denunciar prácticas deshonestas y apoyar políticas éticas.	Crear canales confidenciales para informar de la deshonestidad académica y proteger a los denunciantes.	Bretag (2020); Anderson et al. (2013); Muñoz Cantero et al. (2021).

En el caso de los y las estudiantes de doctorado, esto se convierte en una cuestión especialmente relevante. La actual Ley de Universidades señala, en su artículo 9, que la finalidad de los estudios de doctorado no es otra que la adquisición de las competencias y habilidades vinculadas con la investigación en un ámbito del conocimiento científico, técnico, artístico o cultural, que posibiliten al/a la doctorando/a realizar la tesis doctoral, un trabajo de investigación original sobre una temática vinculada a un campo científico específico. Para ello, el/la alumno/a de doctorado necesita dominar ciertas competencias investigadoras intelectuales, técnicas y comunicativas (Colás Bravo y Hernández de la Rosa, 2021) y también, como aspecto prioritario, actuar conforme a una práctica investigadora de integridad.

Referencias bibliográficas

Åkerlind, G., y McAlpine, L. (2015). Supervising doctoral students: Variation in purpose and pedagogy. *Studies in Higher Education*, *42*(9), 1686–1698. <https://doi.org/10.1080/03075079.2015.1118031>

Amsberry, D. (2022). Strategies to promote academic integrity in nursing education. Journal of Nursing Education, *61*(5), 249–253. <https://doi.org/10.3928/01484834-20220404-03>

Anderson, M. S., Shaw, M. A., Steneck, N. H., Konkle, E., y Kamata, T. (2013). Research Integrity and Misconduct in the Academic Profession. En M. Paulsen (Ed.), *Higher Education: Handbook of Theory and Research* (Vol. 28), pp. 217–261). Springer. <https://doi.org/10.1007/978-94-007-5836-0_5>

Arora, B. (2017). Integrity, Ethics and Professional Development. *International Education and Research Journal*, 3(5). <https://ierj.in/journal/index.php/ierj/article/view/999/1005>

Bertram Gallant, T. (2008). *Academic Integrity in the Twenty-First Century: A Teaching and Learning Imperative.* Jossey-Bass.

Bird, S. (2006). Research ethics, research integrity and the responsible conduct of research. *Science and Engineering Ethics*, 12(3), 411–412. <https://doi.org/10.1007/S11948-006-0040-9>

Bretag, T. (2012). Publish or Perish: Ramifications for Online Academic Publishing. En L. A. Wankel y C. Wankel (Eds), *Misbehavior Online in Higher Education (Cutting-Edge Technologies in Higher Education, Vol. 5* (pp. 11–24). Emerald Group Publishing Limited. <https://doi.org/10.1108/S2044-9968>(2012)0000005004

Bretag, T. (2020). Introduction to A Research Agenda for Academic Integrity: Emerging issues in academic integrity research. En T. Bretag (Ed.), *A Research Agenda for Academic Integrity* (pp. 1–7). Edward Elgar Publishing. <https://doi.org/10.4337/9781789903775.00007>

Colás Bravo, P., y Hernández de la Rosa, M. Á. (2021). Las competencias investigadoras en la formación universitaria. *Revista Universidad y Sociedad*, 13(1), 17–25. <http://scielo.sld.cu/pdf/rus/v13n1/2218-3620-rus-13-01-17.pdf>

Comas, R., Sureda, J., Casero, A., y Morey, M. (2011). La integridad académica entre el alumnado universitario español. *Estudios Pedagógicos* 37(1), 207–225. <http://dx.doi.org/10.4067/S0718-07052011000100011.>

Comas-Forgas, R., Cerdà-Navarro, A., Touza Garma, C., & Moreno Herrera, L. (2023). Prevalencia y factores asociados al plagio académico en estudiantes de nuevo ingreso de Trabajo Social y Educación Social: un análisis empírico. *RELIEVE*, 29(2), art. M4. <https://doi.org/10.30827/relieve.v29i2.29055>

Deakin, H., y Wakefield, K. (2014). Skype interviewing: Reflections of two PhD researchers. *Qualitative Research*, 14(5), 603–616. <https://doi.org/10.1177/1468794113488126>

Denisova-Schmidt, E. (2017). *The challenges of academic integrity in higher education: Current trends and prospects. CIHE Perspectives No. 5*. Boston College Center for International Higher Education. <https://www.bc.edu/content/dam/files/research_sites/cihe/pubs/CIHE%20Perspective/Perspectives%20No%205%20June%2013,%202017%20No%20crops FINAL.pdf>

DiPaulo, A. (2022). Student involvement in academic integrity: A practical approach. *Journal of Academic Ethics, 20*(1), 45–58. <https://doi.org/10.1007/s10805-021-09380-5>

Dzimińska, M., Fijałkowska, J., y Sułkowski, Ł. (2018). Trust-Based Quality Culture Conceptual Model for Higher Education Institutions. *Sustainability, 10*(8), 2599. <https://doi.org/10.3390/su10082599>

East, J., y Donnelly, L. (2012). Taking Responsibility for Academic Integrity: A collaborative teaching and learning design. *Journal of University Teaching and Learning Practice, 9*(3). <https://doi.org/10.53761/1.9.3.2>

Elsayed, D. E. M. (2020). Fraud and Misconduct in Publishing Medical Research. *Sudan Journal of Medical Sciences, 15*(2), 131–141. <http://dx.doi.org/10.18502/sjms.v15i2.6693>

Eshet, Y., y Margaliot, A. (2022). Does creative thinking contribute to the academic integrity of education students? *Frontiers in Psychology, 13*(925195). <https://doi.org/10.3389/fpsyg.2022.925195>

Espiñeira-Bellón, E. M., Mosteiro-García, M. J., Muñoz-Cantero, J. M., y Porto-Castro, A. M. (2019). Cuestionario para la detección del plagio académico en estudiantes de doctorado. *Revista de Estudios e Investigación en Psicología y Educación (REIPE), 6*(2), 156–166. <https://doi.org/10.17979/reipe.2019.6.2.5794>

Espiñeira Bellón, E. M., Muñoz Cantero, J. M., Porto Castro, A. M., y Mosteiro García, M. J. (2023). Percepciones y eficacia de los mecanismos de detección de plagio en revistas científicas de Ciencias Sociales españolas, portuguesas e iberoamericanas. *RELIEVE, 29*(2), art. M2. <https://doi.org/10.30827/relieve.v29i2.29097>

Fanelli, D. (2010). Do Pressures to Publish Increase Scientists' Bias? An Empirical Support from US States Data. *PLoS One, 5*(4) e10271. <https://doi.org/10.1371/journal.pone.0010271>

Fernández-Cano, A. (2022). *Parasitismo académico*. Torres Editores.

Foltýnek, T. (2022). Integridad académica e inteligencia artificial. *V Conferencia Interuniversitaria: integridad académica entre profesorado y alumnado.* Universidade da Coruña. <https://integridadacademica.com/documentos/actas%20V%20Conferencia%20A.pdf>

Gallent Torres, C., Zapata González, A., y Ortego Hernando, J. L. (2023). El impacto de la inteligencia artificial generativa en educación superior: una mirada desde la ética y la integridad académica. *RELIEVE, 29*(2), art.M5. <https://doi.org/10.30827/relieve.v29i2.29134>

Golding, J. (2023). Supporting doctoral students in crisis. *Encyclopedia, 3*(4), 1197–1207. <http://dx.doi.org/10.3390/encyclopedia3040087>

Gopalakrishna, G., Riet, G., Vink, G., Stoop, I., Wicherts, J., y Bouter, L. (2021). Prevalence of questionable research practices, research misconduct, and their potential explanatory factors: A survey among academic researchers in The Netherlands. *PLoS ONE, 17.* <https://doi.org/10.1371/journal.pone.0263023>

Hayden, K. A., Eaton, S. E., Pethrick, H., Crossman, K., Lenart, B. A., y Penaluna, L.-A. (2021). A scoping review of text-matching software used for student academic integrity in higher education. *Education Research International*, 1–15. <https://doi.org/10.1155/2021/4834860>

Hernández, M., y Ramírez, J. (2022). Colusión o trabajo colaborativo: Una línea delgada en la integridad académica. *Revista Innovaciones Educativas, 24*, 71–87. <http://dx.doi.org/10.22458/ie.v24iespecial.4330.>

Hiebert, R., Quinn, K., y Vogt, L. (2021). You've got this! The fundamental values of academic integrity. *Canadian Perspectives on Academic Integrity, 4*(1), 135. <https://doi.org/10.11575/cpai.v4i1.72845>

Hinman, M. L. (2002). The impact of the internet on our moral lives in academia. Ethics and Information Technology., *4*, 31–35. <https://doi.org/10.1023/A>:1015231824812

Hofmann, B., Jensen, L., Eriksen M. B., Helgesson, G., Juth, N., y Holm, S. (2020). Research Integrity Among PhD Students at the Faculty of Medicine: A Comparison of Three Scandinavian Universities. *Journal of Empirical Research on Human Research Ethics, 15*(4), 320–329. <https://doi.org/10.1177%2F1556264620929230>

Hooper, M., Barbour, V., Walsh, A., Bradbury, S., y Jacobs, J. (2018). Designing integrated research integrity training: authorship, publication, and peer review. *Research Integrity and Peer Review, 3(2)*. <https://doi.org/10.1186/S41073-018-0046-2>

Huybers, T., Greene, B., y Rohr, D. (2020). Academic research integrity: Exploring researchers' perceptions of responsibilities and enablers. *Accountability in Research, 27(3)*, 146–177. <https://doi.org/10.1080/08989 621.2020.1732824>

Hyytinen, H., y Löfström, E. (2017). Reactively, Proactively, Implicitly, Explicitly? Academics' Pedagogical Conceptions of how to Promote Research Ethics and Integrity. *Journal of Academic Ethics, 15*, 23–41. <https://doi.org/10.1007/s10805-016-9271-9>

Jeffrey, P., y Dias, G. (2019). Ethics education and research: Promoting integrity and preventing misconduct. *Journal of Academic Ethics, 17(4)*, 387–402. <https://doi.org/10.1007/s10805-019-09339-1>

Johansen, B. T., Olsen, R. M., Øverby, N. C., Garred, R., y Enoksen, E. (2019). Team supervision of doctoral students: A qualitative inquiry. *International Journal of Doctoral Studies, 14*, 69–84. <http://dx.doi.org/10.28945/4177>

Kaščáková, E., y Kožaríková, H. (2022). Academic misconduct in the project work of tertiary ESP students: causes, relationships, and solutions. *The Journal of Teaching English for Specific and Academic Purposes, 10(2)*, 201–215. <https://doi.org/10.22190/jtesap2202201k>

Katsnelson, A. (2022). Poor English skills? New AIs help researchers to write better. *Nature, 609(7925)*, 208–209. <https://www.nature.com/articles/d41586-022-02767-9>

Ley Orgánica 2/2023, de 22 de marzo, del Sistema Universitario. *Boletín Oficial del Estado*, 70, de 23 de marzo. <https://www.boe.es/eli/es/lo/2023/03/22/2/con>

Lozano, R., Ceulemans, K., Alonso-Almeida, M., Huisingh, D., Lozano, F. J., Waas, T., Lambrechts, W., Lukman, R., y Hugé, J. (2015). A review of commitment and implementation of sustainable development in higher education: results from a worldwide survey. *Journal of Cleaner Production, 108*, 1–18. <https://doi.org/10.1016/j.jclepro.2014.09.048>

Lynch, J., Salamonson, Y., Glew, P., y Ramjan, L. (2021). "I'm not an investigator and I'm not a police officer" - a faculty's view on academic integrity in an undergraduate nursing degree. *International*

Journal for Educational Integrity, *17*(19), 1–14. <https://doi.org/10.1007/s40979-021-00086-6>

Macfarlane, B., Zhang, J., y Pun, A. (2014). Academic integrity: A review of the literature. *Studies in Higher Education*, *39*(2), 339–358. <https://doi.org/10.1080/03075079.2012.709495>

Mahmud, S., y Bretag, T. (2015). Integrity in Postgraduate Research: The Student Voice. *Science and Engineering Ethics*, *21*(6), 1657–1672. <https://doi.org/10.1007/s11948-014-9616>

McCabe, D. L., Trevino, L. K., y Butterfield, K.D. (2002). Honor codes and other contextual influences on academic integrity: A replication and extension to modified honor code settings. *Research in Higher Education*, *43*(3), 357–378. <https://doi.org/10.1023/A>:1014893102151

Moher, D., Bouter, L., Kleinert, S., Glasziou, P., Sham, M., Barbour, V., Coriat, A., Foeger, N., y Dirnagl, U. (2020). The Hong Kong Principles for assessing researchers: Fostering research integrity. *PLoS Biol.*, *18*(7) <https://doi.org/10.1371/journal.pbio.3000737>

Moya, B., y Eaton, S. E. (2023). Examinando Recomendaciones para el Uso de la Inteligencia Artificial Generativa con Integridad desde una Lente de Enseñanza y Aprendizaje. *RELIEVE*, *29*(2). art. M1. <https://doi.org/10.30827/relieve.v29i2.29295>

Muñoz Cantero, J. M. (2024a). *Integridad académica e investigadora: ¿qué aporta a la formación de doctorandos y futuros investigadores* [ponencia]. Simposio Internacional Doctorado en Educación. Conocimiento y acción transformadora. Santiago de Compostela, Galicia-España.

Muñoz Cantero, J. M. (2024b). La Integridad académica (IA) vs. inteligencia artificial (IA). *El diario de la educación*. <https://eldiariodelaeducacion.com/2024/01/24/la-integridad-academica-ia-vs-inteligencia-artificial-ia/>

Muñoz-Cantero, J. M., Rebollo-Quintela, N., Mosteiro-García, M. J., y Ocampo-Gómez, C. I. (2019). Validación del cuestionario de atribuciones para la detección de coincidencias en trabajos académicos. *RELIEVE*, *25*(1), art. 4. <https://doi.org/10.7203/relieve.25.1.13599>

Muñoz Cantero, J. M., Porto Castro, A. M., Ocampo Gómez, C. I., Mosteiro García, M. J., y Espiñeira Bellón, E. M. (2020). *Proposta do plan de actuación para evitar o plaxio académico, vol. 7*. Grupo GITIAES e GIACE da UDC, IDEA da USC y GIA da UVigo. <https://integridadacademica.com/documentos/Volume%207_Proposta%20Plan%20Actuaci%C3%B3n.pdf>

Muñoz Cantero, J. M., Espiñeira Bellón, E. M., y Pérez Crego, M. C. (2021). Medidas para combatir el plagio en los procesos de aprendizaje. *Educación XX1, 24*(2), 97–120. <https://doi.org/10.5944/>

Muñoz Cantero, J. M., Espiñeira Bellón, E. M., y Pérez Crego, M. C. (2022). Conceptualización del plagio académico desde la percepción de distintos agentes de la educación superior. *Revista Innovaciones Educativas, 24.* <https://doi.org/10.22458/ie.v24iespecial.4328>

Nafi, N., y Kamaluddin, A. (2019). Good Governance and Integrity: Academic Institution Perspective. *International Journal of Higher Education, 8*(3). <https://doi.org/10.5430/ijhe.v8n3p1>

Nwoye, Y. D., Akpon, U. N., y Wwanng, J-K (2019). Students Attitude and Perceptions towards Academic Dishonesty. *Journal of Education & Social Policy, 6*(1), <https://dx.doi.org/10.30845/jesp.v6n1p15>

O'Connor, M. (2006). The "Four Spheres" framework for sustainability. *Ecological Complexity, 3,* 285–292. <https://doi.org/10.1016/j.ecocom.2007.02.002>

Olivia-Dumitrina, N., Casanovas, M., y Capdevila, Y. (2017). Academic Writing and the Internet: Cyber-Plagiarism amongst University Students. *Journal of New Approaches in Educational Research, 8*(2), 112–125. <https://doi.org/10.7821/naer.2019.7.407>

Pérez-Crego, M. C., Muñoz-Cantero, J. M., y Espiñeira-Bellón, E. M. (2022). La Construcción de Ciudadanía con Conciencia Ética desde la Honestidad Académica. *REICE. Revista Iberoamericana Sobre Calidad, Eficacia Y Cambio En Educación, 20*(3), 123–143. <https://doi.org/10.15366/reice2022.20.3.007>

Piascik, P., y Brazeau, G. (2010). Promoting a culture of academic integrity. *American Journal of Pharmaceutical Education, 74*(6), art. 113. <https://doi.org/10.5688/aj7406113>

Real Decreto 576/2023, de 4 de julio, por el que se modifican el Real Decreto 99/2011, de 28 de enero, por el que se regulan las enseñanzas oficiales de doctorado. *Boletín Oficial del Estado,* 170, de 18 de julio de 2023. <https://www.boe.es/eli/es/rd/2023/07/04/576>

Resnik, D. B. (2020). What is ethics in research & why is it important. *National Institute of Environmental Health Sciences, 8*(8). <https://www.niehs.nih.gov/research/resources/bioethics/whatis>

Resnik, D., y Shamoo, A. (2017). Fostering Research Integrity. *Accountability in Research, 24*(6), 367–372. <https://doi.org/10.1080/08989621.2017.1334556>

Roberts, J. (2018). Professional staff contributions to student retention and success in higher education. *Journal of Higher Education Policy and Management, 40,* 140–153. <https://doi.org/10.1080/1360080X. 2018.1428409>

Sarauw, L. L, Degn, L., y Ørberg, J.W. (2019). Desarrollo de investigadores a través de la formación doctoral en integridad en investigación. *Revista Internacional de Desarrollo Académico, 24*(2), 178–191. <https://doi.org/ 10.1080/1360144X.2019.1595626>

Satalkar, P., y Shaw, D. (2019). How do researchers acquire and develop notions of research integrity? A qualitative study among biomedical researchers in Switzerland. *BMC Medical Ethics, 20*(72), 1–12. <https://doi.org/10.1186/s12910-019-0410-x>

Sefcik, L., Striepe, M., y Yorke, J. (2019). Mapping the landscape of academic integrity education programs: what approaches are effective? *Assessment & Evaluation in Higher Education, 45*(1), 30–43. <https://doi.or g/10.1080/02602938.2019.1604942>

Sureda, J., Comas, R., y Morey, M. (2009). las causas del plagio académico entre el alumnado universitario según el profesorado. *Revista Iberoamericana de Educación, 50,* 197–220. <https://rieoei.org/historico/ documentos/rie50a10.pdf>

Tauginienė, L, Gaižauskaitė, I, Glendinning, I, Kravjar, J, Ojsteršek, M, Ribeiro, L, Odiņeca, T, Marino, F, Cosentino, M, Sivasubramaniam, S, y Foltýnek, T. (2018). Glosario de Integridad Académica. Reporte ENAI 3G. <https://academicintegrity.eu/wp/wp-content/uploads/2022/07/ Glosario-de-Integridad-Academica.pdf>

Vallespir, M., Espiñeira Bellón, E. M., Muñoz-Cantero, J. M., y Comas Fornas, R. (2024). Integridad académica en la formación docente inicial: una revisión de la literatura. *Praxis Educativa, 19,* 1–21. <https://doi.org/ 10.5212/PraxEduc.v.19.23273.026>

Viegas, C. V., Bond, A. J., Vaz, C. R., Borchardt, M., Pereira, G. M., Selig, P. M., y Varvakis, G. (2016). Critical attributes of Sustainability in Higher Education: A categorisation from literature review. *Journal of Cleaner Production, 126,* 260–276. <https://doi.org/10.1016/j. jclepro.2016.02.106>

Walck, C. (2009). Integrating Sustainability into Management Education. *Journal of Management Education, 33*(3), 384–390. <https://doi.org/ 10.1177/1052562908323091>

4. Sobre el Doctorado Profesional en Educación. Un desafío pertinente en la sociedad del conocimiento

Miguel A. Santos Rego
Universidad de Santiago de Compostela

Introducción

Por más que no sea predicable de nuestro país, es lo cierto que hace ya más de un siglo que en otras latitudes (sobre todo en el contexto educativo anglosajón) viene funcionando un doctorado en educación más vinculado al análisis y, en su caso, solución de problemas que afectan en la práctica a instituciones de formación (académicas o de otra naturaleza) que el convencionalmente identificado con la definición teórica de un problema de investigación y su consiguiente examen científico, a los efectos de procurar el puro avance del conocimiento en un campo o área determinada del saber. Ello no es exclusivo del ámbito educativo, puesto que con parecido argumentario se ha proyectado, al lado de los correspondientes desafíos, en el campo de las ciencias de la salud.

Los inicios de esa modalidad doctoral, que hemos dado en llamar "doctorado profesional en educación" (Dpe), y que en otros países han acotado como *EdD*, e incluso rotulado como "doctorado en educación basado en la práctica" se sitúan en la prestigiosa Universidad de Harvard allá por los años veinte del siglo pasado, luego extendido a otros centros, también prominentes, en la geografía norteamericana (entre ellos el *Teachers College* de Columbia University).

Y, por supuesto, en Europa, incluyendo en esa iniciativa a otras localizadas en el Reino Unido, caso del "Doctor of Education" localizado en el *Institute of Education* de la Universidad de Londres en 1996, sin olvidar programas establecidos en los años noventa en la Escuela de Educación de la Universidad de Bristol, junto a los que se activaron en universidades como Leeds, Durham, Newcastle y Gales-Cardiff (Gregory, 1995).

Somos conscientes de que esta modalidad doctoral se asemeja, ontológicamente hablando, a lo que en nuestro país se llama "doctorado industrial". Confesamos, no obstante, que hemos evitado tal denominación en nuestro campo para no favorecer un sentido o, tal vez, un significado sesgado hacia la empresa o el mercado, que no siempre es sencillo de acomodar en la función educativa y su alcance formativo para individuos y sociedades.

Desde luego, no ha sido fácil, ni mucho menos, marcar diferencias con su homóloga y más genéricamente conocida como *doctor of philosophy* (PhD), de inequívoca y extensa presencia en los diversos ámbitos de la ciencia, incluida la de la misma ciencia de la educación. Es un tema que aún hoy sigue atravesando la literatura acerca de la cuestión (Foster et al., 2023).

Siendo así, apenas puede extrañar la controversia que ha venido acompañando a este asunto durante las últimas décadas, hasta el punto de provocar alteraciones periódicas en programas de doctorado de importantes universidades y, por ende, una apreciable y global ambigüedad sobre el particular. Y hay estudios que no dudan en hablar de una lógica borrosa cuando se trata de hacer distingos entre los dos grados en muchos programas de doctorado (McCarty y Ortloff, 2004).

Tan manifiesta falta de claridad programática hizo que un equipo de investigadores capitaneados por un buen conocedor del campo educativo como Lee Shulman declarasen abiertamente su escepticismo ante la pretensión (sancionada por la vía de los hechos en determinados círculos universitarios) de una simultánea producción de buenos investigadores académicos (*scholars*) a la par que buenos prácticos para el impulso de reformas e innovaciones (Shulman et al., 2006).

Argumentaban, por decirlo brevemente, que, si no queremos que el DpE sea visto como un doctorado *light*, lo que hemos de hacer es evitar la confusión entre ambos. Ha sido muy citada al respecto la tentativa llevada a cabo por la *Carnegie Foundation for the Advancement of Teaching* (*Carnegie Project on the Education Doctorate*, 2010) en los Estados Unidos para distinguir los dos grados (Storey et al., 2015).

Pero al margen de esa necesidad diferenciadora, no han faltado posicionamientos asertivos sobre lo que podría añadir un DpE respecto de un PhD. Para Gregory (1995) sería la certificación de una competencia profesional avalada por conocimientos y marcos de comprensión teórica. Sin dejar de añadir que los doctorados han de ser proceso, pero también producto, máxime a la luz de los propósitos transformadores que se suponen en este nivel de estímulo a nuevas ideas e innovaciones.

1. Notas acerca de un debate inevitable

Sabemos que la declaración de Bolonia en 1999, germen del EEES, no se refirió explícitamente a la educación doctoral. Fue en septiembre de 2003 cuando la Comunicación de Berlín añadió un tercer pilar al proceso para incluir la *doctoral education* y promover los lazos necesarios entre el *Área de Investigación Europea* (ERA) y el *Área de la Educación Superior Europea* (EHEA). Con esos dos ejes de la sociedad basada en el conocimiento fue que se reforzó el papel de los programas doctorales y la formación investigadora.

En su reunión de la capital alemana, los ministros abogaron por aumentar la movilidad de los niveles doctoral y posdoctoral, alentando una mayor cooperación en torno a los estudios doctorales y la formación de los jóvenes investigadores.

La declaración de Berlín también solicitaba el desarrollo de un marco de cualificaciones a usar en el área de la educación superior europea, lo cual dio lugar a la llamada *Joint Quality Initiative* (JQI) (iniciativa de calidad común), elaborada en la capital irlandesa (2004) y origen de los rotulados como "Dublin Descriptors", en principio vinculados a la naturaleza del PhD, si bien incorporando aspectos de una serie de informes patrocinados por la OCDE y la Comisión Europea (abordando temas como la amplitud de la especialización, la formación interdisciplinar, la supervisión, la empleabilidad y el desarrollo de destrezas).

Ahora bien, la ya mentada *iniciativa por la calidad común* (JQI) acordó que la descripción de un doctorado compartido debería abarcar los resultados de doctorados basados en la investigación y de los profesionales, aún sin referirse a formas concretas de estudio. Siguiendo a Taylor (2008), las cualificaciones que indican haber completado el tercer ciclo se conceden a estudiantes en los que se cumplen los siguientes criterios[1]:

- han demostrado poseer un conocimiento sistemático de un campo de estudio, junto al dominio de destrezas y métodos de investigación asociados al mismo;
- han demostrado la capacidad de concebir, diseñar, implementar y adaptar un proceso sustancial de investigación con integridad académica;
- han hecho una contribución original a la investigación, ampliando las fronteras del conocimiento mediante una aportación sustancial, con

---

[1] Tales cualificaciones están bastante en línea con las emanadas del Real Decreto 99/2011, de 28 de enero, por el que se regulan las enseñanzas oficiales de doctorado (BOE de 10/02/2011), modificado por el Real Decreto 576/2023, de 4 de julio (BOE de 18/07/2023).

posibilidad de merecer su publicación en órganos de expresión nacionales o internacionales;
- son capaces de hacer análisis, evaluación y síntesis críticas de nuevas y complejas ideas;
- pueden comunicar con sus pares, la más amplia comunidad académica, y con la sociedad en general, sus ideas de especialización;
- son capaces de promover en contextos académicos y profesionales el avance tecnológico, social o cultural de una sociedad basada en el conocimiento.

Desde luego, se trate de una situación u otra, el énfasis en la investigación es claro, apelando a métodos de investigación, diseño y desarrollo de proyecto, y diseminación mediante publicaciones arbitradas.

Así, tanto los descriptores de Dublín como la Agencia para el Aseguramiento de la Calidad (Quality Assurance Agency) ofrecen una línea base para el doctorado profesional, confirmando el punto de vista de que el doctorado profesional y el PhD., son de un estatus equivalente y pueden alcanzarse transitando rutas diferentes. Ambos grados enfatizan la ampliación del conocimiento mediante un proceso de investigación riguroso, junto a la relevancia de la investigación dentro de los contextos académico y profesional, así como en el conjunto de la sociedad (Boud y Tennant, 2006).

Igualmente, es manifiesto que esos objetivos pueden alcanzarse según vías no siempre coincidentes. Lo que se ampara es la idea de un doctorado profesional, entendido como un medio de abrir nuevos mercados para los grados de investigación, proporcionando más oportunidades para estudiantes de investigación interesados. Lo cual no significa que todos los doctorados profesionales satisfagan los criterios y orientaciones o guías promulgadas.

Otra contribución al debate en Europa fue la realizada por la Asociación Europea de Universidades (EUA) allá por 2004. Vino dada por la firma de un consorcio dentro del Programa Sócrates. Se sumaron a la iniciativa cuarenta y nueve (49) universidades de veinticinco (25) países y su reunión central tuvo lugar en Salzburgo (febrero 2005). De ahí emanaron los diez (10) principios de Salzburgo:

1. El componente principal de la formación doctoral es el avance del conocimiento mediante investigación original. Al mismo tiempo se

reconoce que esta formación debe tratar de satisfacer cada vez más las necesidades de un mercado de empleo que va más allá de los contextos académicos.

2. Estrategias y políticas institucionales. Las universidades han de asumir la responsabilidad de asegurar que los programas doctorales y la investigación que ofrecen se han diseñado para abordar nuevos desafíos e incluir apropiadas oportunidades para el desarrollo de una carrera profesional.

3. La importancia de la diversidad. La rica diversidad de los programas doctorales en Europa (incluyendo los doctorados conjuntos) es una fortaleza, que ha de ser confirmada por la calidad y una sólida práctica.

4. Los candidatos doctorales como investigadores noveles. Deberían ser reconocidos como profesionales (con sus derechos) que hacen una contribución a la creación de nuevo conocimiento.

5. El rol crucial de la supervisión y la evaluación. Las disposiciones de supervisión y evaluación deberían basarse en un marco contractual transparente de responsabilidades compartidas entre candidatos, supervisores e institución (incluyendo, si fuera el caso, otros socios/*partners*).

6. Conseguir masa crítica. Los programas de doctorado han de buscar el logro de masa crítica y deberían basarse en distintos tipos de práctica innovadora en las universidades, teniendo en cuenta que diferentes soluciones pueden ser apropiadas para diferentes contextos, independientemente del tamaño de cada país.

7. Duración. Como norma, los programas de doctorado no deberían bajar de los 3 o los 4 años a tiempo completo.

8. La promoción de estructuras innovadoras. Para satisfacer el desafío de la interdisciplinariedad, la movilidad intersectorial y la colaboración internacional dentro de un marco integrado de cooperación entre universidades y otros *partners*.

9. Incrementar la movilidad. Los programas doctorales deberían promover una movilidad geográfica pero también interdisciplinar e interseccional en el marco de colaboraciones internacionales de distinto signo y alcance.

10. Asegurar la financiación adecuada. El desarrollo de programas de calidad, que incluye la exitosa finalización de los proyectos de tesis, requiere de una financiación suficiente y sostenible.

Por más que los descriptores de Dublín y los principios de Salzburgo han ayudado a comparar la calidad y los estándares de la formación doctoral en Europa (Aittola, 2017), ello no quiere decir que hayan acabado con la incertidumbre. De modo que el Comunicado de Bergen (2005) urgía a las universidades a promover una formación doctoral interdisciplinar y el desarrollo de destrezas transferibles, pensando en satisfacer las necesidades de un más amplio mercado laboral.

Después del encuentro de Bergen, se pidió a la *European University Association* (EUA) que coordinase con otras partes interesadas el desarrollo de principios básicos para las cualificaciones doctorales, lo cual se plasmó en el Seminario de Niza en diciembre de 2006, donde no faltó el acento en cuestiones prácticas, alineado con el mantenimiento de una suerte de rasgos centrales en la definición de un doctorado.

No obstante, se subrayaba algo de interés para el propósito de este capítulo, a saber, la deseable diversidad en cuanto a programas de doctorado, con la consiguiente creación de sinergias en relación con el desarrollo de destrezas transferibles en un plano institucional y aun interinstitucional.

En definitiva, lo que la Asociación Europea de Universidades estaba sancionando era el doctorado profesional como ruta a legitimar para la provisión de un título en el que la realización de una investigación original ha de permanecer como requisito y componente invariable del reconocimiento final, dentro y fuera de la universidad.

Hasta aquí lo que nos parece una síntesis razonable de un *state of the art* que requiere de un planteamiento más diáfano, pues lo que está en nuestro ánimo es redefinir el sentido que ha de procurar el doctorado en educación para un presente y un futuro pletóricos de incertidumbre y complejidad en el sistema social, cultural y económico (Golde y Walker, 2006).

Por lo tanto, hemos de saber discernir entre una modalidad doctoral de estricta orientación teórica, ligada al avance del conocimiento en la susodicha perspectiva, y otra más operativamente centrada en la identificación y propuesta de resolución de problemas prácticos en contextos de acción profesionalizadora. Puede decirse que está más orientada a la solución de necesidades inmediatas de las personas en situaciones particulares de su práctica, añadiendo propuestas de implementación efectivas.

Ahora bien, el avance de tal posibilidad será más visible si la vamos dotando de identidad propia (Boyce, 2012; Levine, 2005), y más si va ayudando a preparar líderes escolares capaces por su comprensión cabal de problemas reales y la habilidad cognitivo-social de pasar a la acción y procurar cambios perceptibles en sus contextos de práctica.

Sin embargo, el riesgo en un currículo posible al respecto es el de mezclar tópicos y enfoques sin más. Por ello, tal vez, lo mejor sea la adopción de lo que Shulman (2005, citado en Wergin, 2011) llama una *signature pedagogy*, esto es, un modo de enseñar que se tiene asociado con el modo en que una profesión (derecho, medicina...) prepara para la práctica. Esto implicaría la combinación de una triple pedagogía, derivada de la anterior y genérica nominación: a) pedagogía de la incertidumbre (*uncertainty*), que crea un sentido de disonancia o curiosidad, una necesidad de aprender; b) pedagogía del compromiso (*engagement*), que promueve un aprendizaje activo y basado en la resolución de problemas; y c) pedagogía de la formación (*formation*), que construye identidad y carácter, disposiciones y valores.

Es evidente que ambos doctorados tienen que generar conocimiento, si bien han de colocarse en ópticas epistémicas diferentes. Lo cual anima su pragmática reconsideración en el marco de una educación superior que ha de continuar liderando el avance de la ciencia, pero que a la vez ha de afanarse en mancomunar esfuerzos hacia una mayor y mejor transferencia de conocimiento, apurando sendas de compromiso estratégico con administradores y profesionales en torno a proyectos y programas situados en unas coordenadas específicas de escrutinio e intervención educativa y sociocomunitaria.

Abundando en ello, decía Lee (2009) que un elemento basal es la investigación de una práctica profesional y la generación de nuevo conocimiento y experticia, usando estrategias investigadoras desarrolladas y aplicadas por los mismos prácticos de la profesión mientras llevan a cabo su práctica en un contexto dado. En esencia, pues, el proceso y el foco pueden distinguirse de un PhD, pero los resultados han de tenerse por iguales o próximos en términos de su rigor intelectual y del nivel de conocimiento y experticia desarrollados.

2. Sociedad del conocimiento, aprendizaje y doctorado profesional

La sociedad y, más concretamente, la economía del conocimiento ha conllevado cambios en el modo en que las universidades crean y diseminan tal conocimiento. Entre otras razones, porque ya no tienen el monopolio de su producción, por más que su papel siga siendo importante y, en ocasiones, imprescindible.

Hace ya tiempo que tal mutación se viene representando a la par de las diferencias entre los llamados "modos de conocimiento 1 y 2", cuyas características se han presentado, igualmente, en relación con los programas de doctorado en general y de educación en particular (Gibbons et al., 1994; Poultney, 2010).

Es sobradamente conocido que el modo 1 es consustancial al mundo académico en tanto que su pilar referencial es la investigación básica. Aun así, en las últimas décadas son legión las voces que lo sitúan cubriendo una gama más estrecha a la hora de satisfacer las nuevas demandas de los mercados globales. La flexibilidad del aprendizaje o la competición por atraer estudiantes en los escenarios nacionales e internacionales son puntos a tener en cuenta, puesto que las instituciones no son inmunes a un mercado que también valora otras fuentes cognoscitivas ligadas a los ámbitos sociocomunitarios y profesionales (modo 2).

Es un hecho que la revolución tecnológica ha supuesto un enorme revulsivo en la gramática del aprendizaje humano, con plasmación crítica en la formación continua tras la graduación universitaria. Ello ha dejado huella en el desempeño de roles profesionales y la génesis de un tipo de conocimiento menos codificado que el estrictamente académico por estar más vinculado a una experiencia conformada en un singular contexto profesional (Poultney, 2010). Lo que interesa, por lo tanto, es la progresiva comprensión de procesos (esencialmente colaborativos) que ayudan a solucionar problemas profesionales.

Sin embargo, tales formas de conocimiento no se distinguen tanto como pudiera parecer. Como recalca de nuevo Poultney (2010), es ingenuo entender esa pugna como el resultado de una nítida dicotomía donde una tiene que ver con el modo 1 (teórico) y la otra con el modo 2 (aplicado)[2]. Lo que en realidad significa, afirma, es que los estudiantes de doctorados profesionales están cumpliendo con los requisitos de ambos tipos de conocimiento, haciendo

---

[2]   Se ha definido, igualmente, un modo 3 de producción del conocimiento, que también opera en un contexto de aplicación, en este caso bajo demanda de actores sociales. Las preguntas de investigación y las demandas del conocimiento vendrían, preferentemente, de las comunidades que sienten como propios los problemas que afectan a sus miembros y a los que tratan de ofrecer soluciones (Acosta y Carreño, 2013).

uso, naturalmente, de sus contextos profesionales a modo de espacios que apuntalan sus investigaciones. Siendo así, en cierta medida los estudiantes de un DpE estarían hibridando su conocimiento investigador en la medida en que aprovechan las destrezas aprendidas para marcar una diferencia en la práctica.

En una línea próxima, es sugerente la perspectiva añadida por Taylor (2018) en relación con el doctorado y la optimización de los futuros profesionales de la educación. Recoge, asimismo, la tentativa integradora de conocimiento profesional y académico de Scott (2014), el cual argumenta a favor de la reformulación de la construcción de conocimiento en educación. Con tres elementos principales, derivados, a su vez, de cinco principios que informan los sistemas de actividad (Engeström, 2011).

Es ahí donde se advierte que deberíamos dejar de buscar los secretos del conocimiento, pues una clave es el aprendizaje situado y la otra los lugares (*sites*) de su activación. Desde este punto de vista, los doctorados profesionales producirían *teoría situada*, con la reflexividad como vector crítico en esa corriente epistémica. Aun así, la situacionabilidad del conocimiento no es lo único importante al margen de las disciplinas o contenidos académicos, pues también esta variable modula la entrada o acceso a un doctorado profesional.

Naturalmente, las vías para un posible acceso a un doctorado profesional han de asumirse sin complejos en una mesa de debate al respecto. Aunque puede que lo más frecuente sea que la discusión, si la hubiere, se escore hacia los aprendizajes prácticos necesarios.

Lo que es probable en esa ruta es una pregunta de fondo sobre lo que significa ser un "aprendiz" cuando intentamos diferenciar un doctorado clásico de uno profesional. Quienes se han atrevido, caso de Bourner et al. (2001), sostienen que el PhD es propio de investigadores aprendices, sin ninguna experiencia en la materia más allá de la posesión de un notable grado en el campo de estudio. No obstante, afirman, en la mayoría de los doctorados profesionales lo mínimo recomendable es un grado de máster. A lo que tendríamos que sumar una experiencia (que comúnmente se sitúa entre los cinco y los diez años) desempeñando un rol profesional concreto, razón de más para vincularlo al aprendizaje o formación en servicio (Hamann y Hopson, 2012).

Permítasenos enfatizar que un doctorado convencional indica que un individuo es capaz de conducir investigaciones que contribuyen al conocimiento en el campo, mientras que un DpE indica que un individuo es capaz de llevar a cabo una práctica en la profesión con las destrezas necesarias para crecer y adaptarse a escenarios cambiantes.

3. El DpE, ¿una oportunidad para la reforma del sistema?

Es bajo este último punto de vista que un DpE puede suponer una oportunidad para una reforma de la educación doctoral, que a buen seguro tendría implicaciones en el sistema educativo, en la medida en que se proponga reconocer, y aún incentivar, la singular motivación del profesorado y de otras figuras (orientación, inspección, dirección...) hacia el estudio de problemas frecuentes en las escuelas y sus cercanías, privilegiando cursos de acción optimizadora en los contextos de práctica.

Lo que conviene dejar muy claro, naturalmente, es que el éxito investigador y/o profesional no lo garantiza un título, ni siquiera uno de doctor/a en educación. Y que la persistencia en este doctorado estará también condicionada por el apoyo social (administración, familia, colegas, dirección de la tesis) del que puedan disponer los candidatos (Lozano-Blasco et al., 2024).

Hablamos, pues, de un doctorado en el que "la investigación se lleva a cabo en el lugar de trabajo a fin de que tenga un efecto directo sobre la política y el cambio organizacional, mejorando la práctica profesional" (QAA, 2011, p. 2). Se trata, en palabras de Butcher y Sieminski (2006), de una *vocational mission*, no equiparable, *sensu stricto*, a una agenda estrechamente ligada a un tipo de investigación más básica (PhD).

Teniendo en cuenta la anterior y sugerente definición de la Agencia para el Aseguramiento de la Calidad en la Educación Superior (QAA), es sostenible que, a diferencia del doctorado en educación equiparable al PhD, el DpE tendría una audiencia más amplia y la misión de preparar especialistas y/o líderes en el diseño y aplicación de programas avanzados, y su evaluación, junto a la producción de conocimiento susceptible de ser aplicado en situaciones de práctica.

Un ejemplo de lo que se trataría de hacer es una suerte de traducción del conocimiento empírico derivado de la investigación en formatos o guías prácticas para la formación de profesores u otros cuadros profesionales. Reparemos en lo que recogía la prestigiosa *National Science Foundation* (2011), considerando lo postulado acerca del DpE por la Asociación Americana de Colegios y Universidades: grado terminal a modo de oportunidad para el acceso a puestos académicos, administrativos o especializados en educación.

Y si lo vemos en términos de contribución a la mejora de una profesión, entonces haríamos apropiada la sugerencia de O´Mullane (2005) cuando distinguía entre contribuciones activas e inactivas. Desde luego, un DpE se habría de fijar en las primeras, a saber, las que generan un conocimiento nuevo y significativo, cuyos resultados mejoran la práctica.

Es, pues, el momento de plantear la caracterización de un programa de doctorado profesional en educación (DpE). Lo siguiente es lo que creemos que debería incluir:

- Un mayor énfasis en la generación, transformación y uso del conocimiento y de la práctica profesional. Lo cual implica el abordaje de problemas existentes en el mundo real de la educación, junto a la búsqueda de soluciones viables y significativas.
- Líderes que posean un buen conocimiento de lo que supone enseñar, aprender y gestionar en sociedades culturalmente diversas, capaces de marcar diferencias en la vida de individuos, familias y comunidades.
- Acuerdos y/o partenariados con organizaciones representativas de los profesionales de la educación. Uno de los cometidos a considerar en tales consorcios sería la identificación de grandes focos temáticos a tener en cuenta en el estudio y, en su caso, selección de propuestas.
- Profesionales experimentados y conocedores de las metodologías de investigación basadas en la acción (*action-based research*). Tengamos presente que el foco de tal investigación pasa por a) diagnosticar problemas en contextos escolares concretos, b) usar la teoría y la investigación disponible para comprender el problema, c) generar soluciones posibles al problema, d) implementar esa(s) solución(es), e) usar los datos para determinar la eficacia de una solución, y f) tomar decisiones sobre los pasos a seguir en el futuro.

De todos modos, coincidimos con O´Mullane (2005) en aspectos que hemos de cuidar en un doctorado con la orientación apuntada. Algunos de esos aspectos tienen que ver con la creación de conocimiento, hacer una contribución significativa a la profesión, o explicitar un inequívoco marco conceptual, amén de una revisión sistemática en la que se refleje bien el contexto de la pregunta de investigación y la utilidad o validez de la misma.

Ahora bien, no debemos dejar de reconocer que la expresa preocupación por presentar un DpE de manera rigurosa en el ámbito académico, además de someterlo al escrutinio de la pura ortodoxia académica (Usher, 2002), tiene alguna relación con el poder e influencia que se ejerce desde las estructuras de gobierno en los campus y en las áreas disciplinares, sometidas como están a presiones y tensiones de distinta naturaleza en un contexto muy competitivo y con instancias interesadas en mantener la clásica jerarquía en la producción, lectura y evaluación de la investigación.

A modo de conclusión

Conocemos y, por supuesto, respetamos las reticencias que, con desigual pericia argumental, se han ido deslizando sobre los doctorados profesionales en publicaciones o en comentarios menos formales a lo largo de los últimos años. En el caso de España, la paradoja, cuando no la ironía, es que nunca hemos podido evaluar el doctorado profesional en educación, sencillamente porque nunca ha existido. Precisamos, pues, un empujón *in a top-down manner*.

Aun así, lo importante, si se me permite, será no desgajar las críticas que podamos tener por sólidas y razonadas, de las que, con idéntica legitimidad, hemos de dirigir hacia los otros formatos de educación doctoral, sea la tesis clásica o una basada en la compilación de trabajos ya publicados. La calidad de los programas importa y en ello han de afanarse las universidades en el futuro, pues es totalmente lícito poner en duda el prestigio de un doctorado, y el de la universidad que lo expide, si no ofrece ningún valor añadido a las personas y a la sociedad en su conjunto.

Desde luego, en lo que nos toca más de cerca, la esfera de conocimiento ligada a las ciencias de la educación supone la gestión de una complejidad sometida a factores y variables cuyo control no siempre es posible garantizar. Lo que puede admitirse como punto de partida para una mayor flexibilidad en el trazado de rutas epistémicas susceptibles de abrir en, para, y desde la práctica profesional, posibilidades de investigación doctoral con parejos criterios de calidad (acceso, permanencia, supervisión, movilidad, evaluación, etc.) a los que definen un doctorado convencional en el campo (PhD).

Sabemos por lo acontecido en otras latitudes, no tan distintas en marco de referencia cultural a la nuestra, que el impacto del DpE no está siendo inferior a los programas que hemos apoyado desde las universidades hasta el momento. Allí donde hay más tradición, la presencia de tales doctorados se ha sostenido y con un apreciable grado de dinamismo y atracción en y desde el mundo profesional.

Tal vez, determinadas resistencias a este tipo de doctorados se deban más a una deficiente comprensión del modelo y de su pedagogía que a otras causas, toda vez que los logros individuales e institucionales han llegado a ser bastante tangibles, sin contar las bondades de un "cambio" en cuanto a expectativas y motivación de un personal académico (en funciones y/o establecimientos de distintos niveles y modalidades de enseñanza) previamente limitado por una filosofía de la acción formativa en el doctorado aferrada a los tradicionales patrones de desarrollo y crecimiento individual.

En definitiva, abrir ventanas de oportunidad a través de un DpE no solo aportaría más valor al capital humano comprometido con la calidad del sistema educativo, sino que podría introducir una vía de mejora y aprovechamiento personal e institucional ligada al legítimo reconocimiento que esperan muchas y muchos profesionales de la educación con loables trayectorias vinculadas a procesos y proyectos de innovación y/o de investigación educativa.

Referencias bibliográficas

Acosta, W., y Carreño, C. (2013). Modo 3 de producción de conocimiento. Implicaciones para la universidad de hoy. *Revista de la Universidad de La Salle, 61*, 67–87.

Aittola, H. (2017). Doctoral education reform in Finland: institutionalized and individualized doctoral studies within European framework. *European Journal of Higher Education, 7*(3), 309–321. <http://dx.doi.org/10.1080/21568235.2017.1290883>

Boud, D., y Tennant, M. (2006). Putting doctoral education to work: challenges to academic practice. *Higher Education Research and Development, 25*(3), 293–306. <https://doi.org/10.1080/07294360600793093>

Bourner, T., Bowden, R., y Laing, S. (2001). Professional doctorates in England. *Studies in Higher Education, 26*(1), 65–83. <https://doi.org/10.1080/03075070124819>

Boyce, B. A. (2012). Redefining the EdD: seeking a separate identity. *Quest*, *64*(1), 24–33. <https://doi.org/10.1080/00336297.2012.653260>

Butcher, J., y Sieminski, S. (2006). The challenge of a distance learning profesional doctorate in education. *Open Learning*, *21*(1), 59–69. <https://doi.org/10.1080/02680510500472239>

Engeström, Y. (2001). Expansive learning at work: towards an activity theoretical reconceptualization. *Journal of Education and* Work, *14*(1), 133–156. <https://doi.org/10.1080/13639080020028747>

Foster, H. A., Chesnut, S., Thomas, S., y Robinson, C. (2023). Differentiating the EdD and the PhD in higher education: a survey of characteristics and trends. *Impacting Education. Journal of Transforming Professional Practice*, *18*(1), 18–26. <https://doi.org/10.5195/ie.2023.288>

Gibbons, M., Limogoes, C., Nowotny, H., Schwartzman, S., Scott, P., y Trow, M. (1994). *La nueva producción del conocimiento*. Pomares Corredor.

Golde, C. M., y Walker, G. E. (Eds.). (2006). *Envisioning the future of doctoral education: preparing stewards of the discipline-Carnegie essays on the doctorate*. Jossey-Bass.

Gregory, M. (1995). Implications of the introduction of the Doctor of Education degree in british universities: ¿can the EdD reach parts the PhD cannot? *The Vocational Aspect of Education*, *47*(2), 177–188. <https://doi.org/10.1080/0305787950470206>

Hamann, E. T., y Hopson, R. (Eds.). (2012). *Placing practitioner knowledge at the center of teacher education: rethinking the policy and practice of the education doctorate*. Information Age Press (IAP).

Lee, N. J. (2009). *Achieving your profesional doctorate*. Open University Press.

Levine, A. (2005). *Educating school leaders*. The Education School Project.

Lozano-Blasco, R., Romero-González, B., y Soto-Sánchez, A. (2024). ¿Cómo sobrevivir al doctorado? Un metaanálisis del éxito en doctorandos. *Educación XX1*, *27*(1), 105–129. <https://doi.org/10.5944/educxx1.36566>

McCarty, L. P., y Ortloff, D. H. (2004). Reforming the doctorate in education: three conceptions. *Educational Perspectives*, *37*(3), 10–19.

National Science Foundation. (2011). *Numbers of doctorates awarded in the United States*. <http://www.nsf.gov/statistics/infbrief/nsf12303/>

O'Mullane, M. (2005). Demostrating significance of contribution to profesional knowledge and practice in Australian profesional doctorate programs: impacts in the workplace and professions. En T. W. Maxwell, C. Hickey, y T. Evans (Eds.), *Working doctorates: the impact of professional doctorates in the workplace and professions*. Deakin University.

Poultney, V. (2010). Challenging the PhD: managing the alignment of an EdD programme alongside a traditional PhD pathway. *Work based Learning e-Journal, 1*(1), 71–84.

QAA. (2011). *Doctoral degree characteristics*. Quality Assurance Agency for Higher Education. <www.qaa.ac.uk/eu/Publications/Documents/Doctoral_characteristics.pdf>

Scott, D. (2014). Academic and professional knowledge in the profesional doctorate. En A. Taysum, y S. Rayner (Eds.), *Investing in our education: leading, learning, researching and the doctorate* (pp. 17–30). Emerald Group Publishing.

Shulman, L. S. (2005). *The signature pedagogies of the professions of law, medicine, engineering, and the clergy: potential lessons for the education of teachers*. <https://taylorprograms.com/wp-content/uploads/2018/11/Shulman_Signature_Pedagogies.pdf>

Shulman, L. S., Golde, C. M., Bueschel, A. C., y Garebedian, K. J. (2006). Reclaiming education doctorates: a critique and a proposal. *Educational Researcher, 35*(3), 25–32.

Storey, V. A., Caskey, M. M., Hesbol, K. A., Marshall, J. E., Maughan, B., y Wells, A. (2015). Examining EdD dissertations in practice: the Carnegie Project on the Education Doctorate, *International HETL Review, 5*(2).

Taylor, J. (2008). Quality and standards: the challenge of the profesional doctorate. *Higher Education in Europe, 33*(1), 65–87 <https://doi.org/10.1080/03797720802228191>

Taylor, S. (2018). The UCL Ed D: an apprenticeship for the future educational profesional? *London Review of Education, 16*(1), 104–120. <https://doi.org/10.18546/LRE.16.1.10>

Usher, R. (2002). A diversity of doctorates: fitness for the knowledge economy. *Higher Education Research and Development, 21*(2), 143–153. <https://doi.org/10.1080/07294360220144060>

Wergin, J. F. (2011). Rebooting the EdD. *Harvard Educational Review, 81*(1), 119–139.

5. El doctorado industrial en educación: transferir para transformar

Albert Sangrà*, Juan Llanes** y Jordi Alba***
*Universitat Oberta de Catalunya
**Universitat de Barcelona
***Departament de Recerca i Universitats. Generalitat de Catalunya

Introducción: una visión general del sistema universitario y de los estudios de doctorado en Cataluña

Desde hace ya varias décadas, los expertos investigan la (nueva) economía basada en el conocimiento, que se define como la economía en la que se invierte principalmente en activos basados en el conocimiento como la investigación y el desarrollo, el diseño, el programario y el capital humano y organizativo, en contraposición a la inversión en activos físicos. Por lo tanto, el conocimiento es un recurso clave en la creación de riqueza y en el desarrollo económico de un país o región (Brinkley et al., 2006), ya que con el conocimiento se podrá transformar y añadir valor a otros recursos disponibles y, consecuentemente, obtener una ventaja competitiva sostenible (Millar y Choi, 2010, citados por Leon, 2011).

En este contexto, las personas, como creadoras y propietarias del conocimiento, adquieren un papel clave en el desarrollo de las economías y las organizaciones; y, en particular, las personas con estudios de doctorado, que han obtenido el más alto grado académico mediante la contribución relevante al conocimiento de una determinada área concreta y mediante el desarrollo de una investigación original, avanzada y reconocida como tal por la comunidad científica internacional (Unesco, 2012).

Con relación a las competencias, habilidades y resultados de aprendizaje que definen las personas con estudios de doctorado, a partir de la normativa vigente y de los descriptores de Dublín, se puede determinar que toda persona con dicha titulación adquirirá dos tipos de conocimientos:

- Específicos en una determinada área, gracias al desarrollo de conocimientos avanzados y una comprensión profunda de los aspectos teóricos y prácticos y de la metodología científica que se debe desarrollar, habiendo contribuido de manera original, significativa y reconocida.

- Transversales, o genéricos, entre los que destacan: desarrollo de un proceso substantivo de investigación, capacidad analítica y de evaluación, habilidades comunicativas con sus iguales y con la sociedad en general; desarrollo de su actividad en entornos complejos y con información escasa, trabajo en equipo y autónomo en ámbitos multidisciplinares e internacionales; y de transferencia de conocimiento.

Por lo tanto, el personal doctor es la persona con el grado universitario académico más elevado en cualquier país, que ha hecho una contribución al conocimiento en un ámbito de conocimiento específico a partir de una investigación original y avanzada, desarrollando competencias específicas y transversales, comentadas anteriormente.

Actualmente es reconocido el valor añadido de los estudios de doctorado en entornos académicos, universidades y centros de investigación, pero no lo es tanto en entornos no académicos, empresas e instituciones, y las investigaciones al respecto son escasas, aunque apuntan resultados interesantes sobre el valor diferencial. Existe una correlación positiva entre la ocupación en actividades intensivas en conocimiento y nuevos doctores y doctoras; así como también con la inversión privada en I+D (Romera y Benito, 2014).

Asimismo, el personal doctor que actualmente está trabajando en empresas e instituciones, mayoritariamente ha desarrollado sus estudios de doctorado en colaboración con una empresa o institución (Boman et al., 2021). De ahí la confianza que ponían McCarthy y Wienk (2019) en la labor de los *PhD graduates*, al afirmar que, si algo se les resiste, antes o después encontrarán soluciones apropiadas.

Vinculado con lo comentado anteriormente, es interesante ver la evolución histórica de la inserción laboral del personal doctor en empresas e instituciones. A partir de la encuesta sobre inserción laboral que bianualmente realiza la Agència per a la Qualitat del Sistema Universitari de Catalunya (AQU) (2023), el 59 % de los nuevos doctores y doctoras están trabajando en empresas e instituciones, mientras que en el año 2008 (primera edición de la encuesta) era del 43 % y, en 2014, año en el que el porcentaje era menor, se situaba en el 40 %. En consecuencia, se espera que en los próximos años haya mayor y mejor información sobre el valor añadido del personal doctor en empresas e instituciones y, especialmente, sobre cómo su inserción contribuye al desarrollo económico y a la competitividad de las empresas e instituciones de un país o región.

Para finalizar, con el objetivo de mejorar el conocimiento del sistema universitario de Cataluña, así como para centrar el análisis de los posteriores apartados, se comparte a continuación una visión global sobre las universidades catalanas y algunas estadísticas generales.

El sistema universitario de Cataluña cuenta con 12 universidades, 7 de las cuales son públicas (Universitat de Barcelona, Universitat Autònoma de Barcelona, Universitat Politècnica de Catalunya, Universitat Pompeu Fabra, Universitat de Lleida, Universitat de Girona, Universitat Rovira i Virgili), 2 tienen participación pública parcial (Universitat de Vic-Universitat Central de Catalunya, Universitat Oberta de Catalunya), y 3 son privadas sin ánimo de lucro (Universitat Ramon Llull, Universitat Internacional de Catalunya, Universitat Abat Oliba-CEU).

En el curso académico 2022–2023, que se corresponde con los últimos datos disponibles definitivos (Sistema Integrado de Información Universitaria (SIIU)-Ministerio de Ciencia, Innovación y Universidades, 2024), más de 301 000 estudiantes estaban matriculados en los diferentes estudios oficiales (grado, máster universitario y doctorado) y más de 60 500 se han titulado, también en los diferentes estudios oficiales que imparten.

Del total de estudiantes matriculados y egresados, respectivamente, más de 18 100 (6 % del total) y más de 2400 (4 %), respectivamente, se corresponden al nivel de doctorado, porcentajes que se han mantenido estables en los últimos cursos académicos, así como el número de programas de doctorado, alrededor de unos 240 de promedio.

Según el ámbito de conocimiento y de promedio en los últimos cursos académicos, los estudiantes matriculados en estudios de doctorado se distribuyen de la siguiente manera: (i) ciencias de la salud: 30,6 %; (ii) ciencias sociales y jurídicas: 21,3 %; (iii) ingeniería y arquitectura: 16,4 %; (iv) ciencias: 16,3 %; y (v) artes y humanidades: 15,4 %.

Finalmente, según el género de los estudiantes de doctorado, el 51,5 % son mujeres (con una presencia mayor en el ámbito de conocimiento de las ciencias de la salud y una menor presencia en el ámbito de la ingeniería y la arquitectura) y el 48,5 % son hombres.

1. Cifras sobre estudios de doctorado vinculados a educación en el sistema universitario de Cataluña

En el apartado 1 del presente capítulo se han presentado las principales características del sistema universitario catalán, así como algunas estadísticas relevantes sobre los estudios de doctorado. El objetivo de este segundo apartado es ofrecer cifras concretas sobre los estudios de doctorado vinculados al ámbito educativo en el sistema universitario de Cataluña.

Del total de estudiantes matriculados en estudios de doctorado en el curso académico 2022–2023 en Cataluña, un 6 % están desarrollando su investigación en 26 programas de doctorado diferentes vinculados al ámbito de la educación. Dentro del ámbito de conocimiento de ciencias sociales y jurídicas, el ámbito educativo representa el 29 % del total. Esta representatividad, sea en el total, o sea en el ámbito de ciencias sociales y jurídicas, se ha mantenido estable en los últimos cursos académicos.

Según el género, un 64 % de los estudiantes de doctorado del ámbito educativo son mujeres y un 36 % hombres. Estos valores están por encima del promedio de mujeres en el ámbito de ciencias sociales y jurídicas, 52 %, y son similares al promedio del ámbito de las ciencias de la salud, que es el de mayor presencia de mujeres matriculadas (64 %, también).

2. El Plan de Doctorados Industriales de la Generalitat de Catalunya

El Plan de Doctorados Industriales, impulsado por la Generalitat de Catalunya en 2012, conjuntamente con el sistema universitario y de investigación catalán, es una política pública que promueve la formación doctoral, la transferencia de conocimiento y el desarrollo de proyectos de I+D+I en colaboración con el tejido socioeconómico, sea en empresas o instituciones.

A través del Plan de Doctorados Industriales se ha impulsado de manera proactiva la investigación estratégica, colaborativa y aplicada en Cataluña, con un retorno directo de los resultados de los proyectos financiados hacia la sociedad.

El Plan de Doctorados Industriales tiene como misión convertirse en un instrumento estable de diálogo y colaboración entre empresas, instituciones y el sistema universitario y de investigación de Cataluña, y ya es reconocido como una política clave para afrontar los retos presentes y futuros de la sociedad (Sangrà et al., 2023).

El elemento esencial del plan es el proyecto de doctorado industrial: un proyecto de investigación estratégico de una empresa o institución que se desarrollará en colaboración con una universidad o centro de investigación de Cataluña y que será el objeto de una tesis doctoral que permitirá a un doctorando o doctoranda adquirir la formación necesaria para iniciar su carrera investigadora en un entorno dual: empresarial y académico.

Desde la Generalitat de Catalunya se financian los proyectos de doctorado industrial mediante 3 modalidades de ayuda. En la actualidad, el importe total que se asigna por proyecto, con una duración total de 3 años –prorrogable un 4.º año sin financiación adicional– y compatible con otras ayudas a la I+D+I, oscila entre los 64 600€ y los 23 600€, según las características del proyecto (ubicación del centro de trabajo, desarrollo a tiempo completo o tiempo parcial, nueva incorporación del doctorando o doctoranda a la empresa o institución, y tipología de la entidad del entorno empresarial, entre otras).

Conviene destacar que, desde la Generalitat de Catalunya, a diferencia de otros modelos equivalentes de «Doctorados Industriales», se otorgan ayudas a las 3 partes intervinientes en un proyecto: entorno empresarial, entorno académico y doctorando o doctoranda. Así mismo, los entornos empresariales y entornos académicos pueden optar por una ayuda económica adicional, a la finalización del proyecto, si la tesis doctoral opta a la mención internacional de los estudios de doctorado, mención que contribuye tanto a la formación doctoral del futuro doctor o doctora como a la visibilidad del modelo de doctorado industrial de Cataluña.

Finalmente, todos los doctorandos y doctorandas industriales de la Generalitat de Catalunya reciben una formación común en competencias transversales de interés empresarial, con una duración total de 30 horas, como por ejemplo: liderazgo y dirección de personas, protección de los resultados de la investigación, valorización y emprendimiento, fuentes de financiación de la I+D+I, entre otras; que además deben complementar con 30 horas adicionales facilitadas por los entornos académicos o empresariales, también en ámbitos transversales que contribuyan a su futura empleabilidad en contextos no académicos.

2.1. Estadísticas globales 2012-2023

Desde los inicios del Plan de Doctorados Industriales y hasta la fecha, se han impulsado un total de 1036 proyectos, de los cuales 336 ya han defendido satisfactoriamente la tesis doctoral, que han contado con la participación de 667 empresas e instituciones diferentes –de las cuales un 55 % se corresponden con PYME y un 24 % han impulsado 2 o más proyectos de doctorado industrial–, las 12 universidades de Cataluña, 26 centros de investigación CERCA, así como otros organismos de investigación del CSIC, el Barcelona Supercomputing Center (BSC-CNS), entre otros; que han movilizado un total de 744 investigadores e investigadoras de 478 grupos de investigación reconocidos por la Generalitat de Catalunya (SGR). En términos económicos, la inversión total estimada en I+D+I colaborativa es de 136 millones de euros, dos tercios de los cuales provienen del entorno empresarial (Generalitat de Catalunya, s.f.).

Según el ámbito de conocimiento, destaca que, en promedio, el 28 % de los proyectos son de ciencias de la vida y de la salud, el 25 % del ámbito de las tecnologías de la información y la comunicación (TIC), mientras que el 11 % corresponde a proyectos del ámbito de las ciencias sociales, artes y humanidades.

Con relación a la participación femenina en los diferentes roles, el 40 % son doctorandas industriales mientras que hay un 28 % de responsables de proyectos de doctorado industrial en empresas e instituciones y un 27 % de directoras de tesis.

Finalmente, en lo que respecta a la internacionalización, un 18 % de los doctorandos son extranjeros y un 11 % de las tesis defendidas han obtenido el título de doctor o doctora con mención internacional.

2.2. Impacto de los proyectos de doctorado industrial.
Evaluación cohortes 2013-2018

Durante el año 2023 se llevó a cabo una evaluación pública del Plan de Doctorados Industriales con el apoyo y cofinanciación del Fondo para la Promoción de la Evaluación de Políticas Públicas (PROAVA, por sus siglas en catalán) del Departamento de Economía y Hacienda. El objetivo de dicha evaluación era identificar el impacto de los proyectos de doctorado industrial financiados en las convocatorias 2013 a 2018.

Los principales resultados de la evaluación, entre otros, son los siguientes (Castelló et al., 2024):

- Inserción laboral de las personas que ha realizado un doctorado industrial: el 75 % trabajan en empresas e instituciones, el 75 % continúan en la empresa o institución donde han desarrollado el proyecto de doctorado industrial y un 66 % han mejorado sus condiciones laborales a la finalización de estos estudios de tercer ciclo.
- El 25 % de los proyectos han derivado en una patente o en otros mecanismos de protección de los resultados de la investigación.
- Hay una alta producción científica (el 58 % han publicado 3 o más artículos), pero también empresarial (el 46 % han publicado en revistas especializadas o medios del sector empresarial) y en medios generalistas (un 33 %).
- El 37 % han realizado estancias de investigación internacionales en centros de investigación y el 20 % en sedes internacionales de empresas o instituciones.

Así mismo, se han identificado algunos aspectos de mejora, entre otros:

- Ampliar la duración del proyecto y de la financiación a 4 años.
- Incrementar la financiación unitaria por proyecto destinada a empresas e instituciones, así como a los grupos de investigación de las universidades y centros de investigación.
- Intensificar la promoción de los doctorados industriales en entornos empresariales para incrementar el conocimiento derivado de esta formación, de su retorno, así como favorecer que un mayor número de empresas e instituciones pueden participar.

3. El doctorado industrial en educación: estadísticas y ejemplos

En el apartado anterior se ha introducido brevemente el Plan de Doctorados Industriales de la Generalitat de Catalunya y se han mostrado las principales estadísticas, así como algunos indicadores de impacto relevantes derivados de la evaluación recientemente hecha. El objetivo de este apartado es presentar las principales dimensiones de los doctorados industriales desarrollados hasta el momento en el ámbito educativo, así como compartir algunos ejemplos concretos a modo ilustrativo.

Las cifras que se presentarán a continuación se han realizado a partir de la información disponible en las bases de datos del Plan de Doctorados Industriales: universidad de matriculación y programa de doctorado, ámbito del proyecto de doctorado industrial, sector de actividad del entorno empresarial, título y resumen ejecutivo de la propuesta de proyecto de doctorado industrial. A partir de la información anterior se han identificado dichos proyectos del ámbito educativo, aunque por error u omisión puede haber alguno que no haya sido identificado correctamente.

3.1. Estadísticas de los doctorados industriales en educación en Cataluña (Generalitat de Catalunya, s.f.)

Del total de proyectos impulsados entre el 2012 y el 2023, 1036 proyectos de doctorado industrial, 19 (1,8 % total) están vinculados al ámbito educativo. No se ha encontrado un patrón o tendencia clara de proyectos vinculados al ámbito, pero sí se ha identificado una mayor participación cuando se han realizado cambios en las bases reguladoras de las ayudas, a fin de atender las sugerencias de mejoras identificadas con los diferentes actores implicados, así como tratar de implementar nuevos incentivos que faciliten la presencia de todo tipo de organizaciones y ámbitos de conocimiento.

Por ejemplo, en la edición correspondiente al año 2016, hubo una mayor propuesta de proyectos de doctorado industrial vinculados al ámbito educativo, ya que fue la primera edición en la cual entidades sin ánimo de lucro, caso de fundaciones y asociaciones, así como entidades del sector público autonómico o local, podían participar como entorno empresarial, siempre y cuando no tuvieran la consideración de organismo de investigación.

En el año 2023 también se introdujo una novedad que puede tener un impacto considerable en el número de propuestas de proyectos de doctorado industrial del ámbito educativo, que es la elegibilidad como entorno empresarial de los departamentos de la Generalitat de Catalunya y, en particular, del Departamento de Educación y Formación Profesional (o departamento equivalente con competencias en política educativa no universitaria).

Hasta la introducción de dicho cambio en las bases reguladoras, solo los centros educativos concertados o privados –que operaban bajo personalidad jurídica en forma de empresa, fundación, cooperativa, entre otros– eran elegibles como entorno empresarial, quedando excluida la propia Administración de la Generalitat de Catalunya. Este cambio no solo permite la participación de los centros educativos de titularidad pública (más de 4600 según los últimos datos disponibles) y de su personal docente (más de 129 500), sino también del personal técnico del propio departamento.

En las próximas ediciones se podrá evaluar el impacto de dicho cambio normativo, tanto en el ámbito educativo como en otros ámbitos de conocimientos vinculados a la propia actividad de la Administración de la Generalitat de Catalunya.

Con relación al sexo de los diferentes agentes vinculados a un proyecto de doctorado industrial, y en concreto con la representación femenina, el 64 % son doctorandas –porcentaje equivalente al promedio del ámbito educativo de los estudios de doctorado no industrial, y superior al promedio general tanto del ámbito de ciencias sociales como el promedio de los proyectos de doctorado industrial–, el 47 % directoras de tesis y el 42 % responsables de empresas –ambas cifras superiores al promedio general de los proyectos de doctorado industrial–.

Con relación a la distribución de los 19 proyectos por universidad, en proyectos de tesis de doctorado industrial en el ámbito educativo participan 7 de las 12 universidades catalanas: UAB (4), UOC (4), UVIC-UCC (4), URV (3), URL (2), UdG (1) y UdL (1).

Estos 19 proyectos han sido impulsados por 19 empresas e instituciones diferentes, 10 de las cuales se corresponden con PYME y 9 con instituciones privadas sin ánimo de lucro (fundaciones y asociaciones), así como entidades locales (ayuntamientos).

Finalmente, sobre las temáticas de investigación de estos proyectos de doctorado industrial, son amplias, diversas, interdisciplinarias y engloban etapas educativas varias, los contextos en los que se desarrollan las políticas educativas y su impacto en los y las estudiantes. A modo ilustrativo, compartimos algunos ejemplos de proyectos de doctorado industrial financiados:

- El diseño experiencial de un proceso de enseñanza-aprendizaje competencial mediante la incorporación integral de sistemas y tecnologías de la información.
- El grado de desarrollo de un niño o niña de 16 meses a 2 años con relación a su adaptación escolar.

- El diseño y desarrollo de un sistema de apoyo a la docencia con perspectiva grupal basado en inteligencia artificial.
- La formación de formadores para establecer espacios seguros LGTBI+ durante la etapa de educación obligatoria.
- El impacto del registro en vídeo de las prácticas profesionales en los procesos de tutorización del *prácticum* en programas de formación docente.
- …

3.2. Ejemplos de proyectos de doctorado industrial finalizados con tesis doctoral

En este apartado compartiremos no solo la información básica de los proyectos de doctorado industrial que han finalizado con una defensa de tesis, sino también porque responden a los pilares del doctorado industrial: una investigación estratégica con impacto (retorno) en la sociedad.

a) *Cambios en la práctica pedagógica del profesorado a partir de una formación continua en la modalidad de educación a distancia (Fauth, 2022)*
   - Visión estratégica: la empresa impulsora del proyecto tiene como actividad principal la provisión de servicios y productos avanzados para la formación a distancia, así como también la provisión de tecnologías educativas.
   - Resumen ejecutivo del proyecto: la tesis doctoral es el resultado de una investigación educativa que parte del interés por analizar el proceso de transferencia del aprendizaje de una formación docente tecnopedagógica en línea ofrecida por una institución de educación superior, concretamente en el ámbito de las competencias digitales del profesorado. La investigación tiene por objeto determinar qué factores condicionan la transferencia del aprendizaje dentro de la formación continua, que son el diseño del curso, las características personales y el ambiente de trabajo de los sujetos.
   - Retorno de la investigación: mejorar las formaciones docentes en línea del personal docente, con el objetivo de maximizar tanto la capacidad como los resultados del aprendizaje.
b) *La adaptación escolar en la escuela Montessori: el grado de desarrollo de niños y niñas entre 16 meses y 3 años con relación a su adaptación escolar (Macià, 2022)*
   - Visión estratégica: la institución promotora tiene como objetivo, entre otros, ofrecer un entorno intencionadamente acogedor para

la buena relación con uno mismo, con los otros y con el medio, se promueven las cualidades de persona en cada alumno como seres irrepetibles, orientándolos y acompañándolos en el desarrollo de sus potencialidades.

- Resumen ejecutivo del proyecto: la pedagogía Montessori se puede desarrollar en contextos diferentes, a la vez que la atención individualizada garantiza el desarrollo integral y sin límites. Se promueve que los cambios de grupo de clase –y las transiciones educativas– se den en cualquier momento del curso escolar. En consecuencia, el entorno que rodea al alumnado y las diferentes experiencias le permiten consolidar ciertas habilidades individualmente.

- Retorno de la investigación: un mejor conocimiento sobre la incidencia de las escuelas, docentes, familias y del propio niño o niña en el proceso de adaptación escolar, en el marco de la pedagogía Montessori, cuyos resultados pueden ser interesantes para otros centros, tanto los que comparten la misma pedagogía como los centros educativos en general.

c) *El trabajo con familias desde los centros socioeducativos: propuestas pedagógicas para la mejora de las competencias parentales (Escribano, 2020)*

- Visión estratégica: la institución tiene como visión ser un agente social relevante, transformador desde la acción social y educativa directa, desde entidades vinculadas, desde la formación y desde la difusión de conocimientos y reflexión.

- Resumen ejecutivo del proyecto: la tesis doctoral tiene por objetivo mejorar la intervención de los profesionales de los centros socioeducativos con los referentes familiares adultos de los niños y niñas usuarios, mediante un programa formativo y una guía pedagógica de trabajo con familias en el contexto de los centros.

- Retorno de la investigación: contribuir a la mejora de la intervención de los centros socioeducativos en relación con las familias, especialmente en cuanto al posible incremento de las actividades orientadas a las familias y a una mayor difusión y formación en competencias parentales.

d) *Conectar jugando: executive functions training through modern board games in primary education (Vita, 2023)*

- Visión estratégica: la empresa tiene como actividad principal el aprendizaje y el desarrollo de habilidades, la relación entre las personas y, en general, el fomento de la curiosidad humana a través del juego.

– Resumen ejecutivo del proyecto: las funciones ejecutivas juegan un papel fundamental en el desarrollo cognitivo y educativo de los niños y niñas en la etapa escolar. A través de esta tesis doctoral se quieren mostrar los beneficios cognitivos y académicos de la inclusión de juegos de mesa modernos en las aulas de primaria. A partir del diseño de ensayos controlados aleatorizados de manera remota y presencial en las escuelas se concluyó que los juegos de mesa modernos podrían ser efectivos para el desarrollo de las funciones ejecutivas y para la mejora de las competencias académicas en la etapa escolar.

– Retorno de la investigación: introducir nuevos modelos de aprendizaje en etapas escolares mediante la inclusión de juegos de mesa modernos para la mejora en la adquisición y desarrollo de competencias.

4. Oportunidades identificadas y recomendaciones a las instituciones competentes

Lo que expondremos ahora son los elementos nucleares en relación con las oportunidades e interrogantes del doctorado industrial para el ámbito de la educación, poniendo el foco en los tres elementos del triángulo: universidad, centros colaboradores, ya sean de investigación, empresas o entidades educativas, y agentes clave de este proceso (estudiantes y personas tutoras). Finalmente, referimos retos y riesgos que en el imaginario actual se vinculan con esta formación especializada.

4.1. Oportunidades versus interrogantes para la universidad, los centros colaboradores y las personas implicadas

El doctorado industrial abre una puerta a la tan deseada transferencia o vínculo con la sociedad que persiguen las universidades en la actualidad. Este es el punto clave en su apuesta. Por otro lado, es importante también pensar en la carrera investigadora de los estudiantes de doctorado. Distintos estudios ponen de manifiesto que la clásica tendencia de hacer un doctorado para continuar la vida académica en la universidad está llegando a un punto álgido de saturación (Sarrico, 2022). En este contexto, que las instituciones y empresas educativas valoren la importancia de contar con un doctor o una doctora en su institución, asumiendo la estrategia científica de la misma, es una salida muy interesante, sobre todo para lo que supone incorporar la investigación en la vida de las entidades sociales.

Priorizar preguntas y buscar soluciones reales, prácticas y tangibles a los problemas de la sociedad desde un campo de estudio como es el campo psicosocioeducativo es uno de los valores que promueve esta modalidad de doctorado. Un hecho fundamental para este ámbito de estudio: que una tesis, además de su vertiente académica, produzca también elementos tangibles que se puedan utilizar en la mejora de los procesos socioeducativos, y que sean transferibles.

Creemos que es difícil cuestionar los principios y la filosofía que hay detrás de su impulso. Ahora bien, uno de los hándicaps es su implementación, sobre todo en universidades, en su mayoría públicas, donde los procesos administrativos complejizan el recorrido a seguir. No son ágiles a la hora de gestionar convenios ni en las relaciones bidireccionales con otras instituciones; principalmente públicas en el caso del ámbito analizado. Sin embargo, existe una ventana de oportunidad que se nos abre al comprobar cómo en las mismas universidades, otros ámbitos de conocimiento sí que resuelven este tipo de cuestiones. El apoyo que puedan ofrecer las oficinas de transferencia o equivalentes puede ser un elemento clave para la solución de esta dificultad.

Por otro lado, un proyecto de doctorado industrial se basa en la voluntad explícita, por parte de la empresa o institución, de invertir en investigación colaborativa como estrategia para aumentar su competitividad o para alcanzar mejor su propia misión y su visión. En el ámbito de las ciencias sociales, eso significa que las instituciones que identifican la necesidad de impulsar esta estrategia a veces no disponen de la capacidad financiera suficiente para poder asumir la inversión necesaria, especialmente cuando se trata de entidades públicas sin ánimo de lucro.

La oportunidad está en las empresas, cada vez más, vinculadas al ámbito educativo. Donde habrá que hacer mucha pedagogía para seguir valorizando esta formación de tercer ciclo. El valor que le dé el mercado va a ser fundamental para que sea relevante más allá de la institución universitaria. Parece que las políticas y el análisis de las estadísticas de los últimos años van arrojando luz sobre la importancia de ser doctor o doctora, más allá de la educación superior.

Aunque todavía queda mucho camino por recorrer, hay que ser optimista en este punto. En particular, porque existen también otras vías para paliar el problema al que nos referíamos en el párrafo anterior. Por ejemplo, la colaboración entre entidades, que puede permitir acumular una masa crítica de recursos suficiente para hacer frente a proyectos de investigación colaborativa cuyos resultados puedan ser también compartidos. En este sentido, federaciones y organizaciones superiores, como las mesas sectoriales, deberían jugar un papel importante.

Se necesita una mayor interrelación entre entidades y universidades. Esto pasa por crear puentes que no estén supeditados al buen hacer de cada profesional, sino a figuras de intermediación que velen por la creación de convenios, que ayuden a los gestores universitarios a centrar la mirada en la parte pedagógica del proceso, pero no en la gestión administrativa para que se produzca el acuerdo. Normativas y leyes actuales pueden aprovecharse para servir de guía para su concreción.

Por otro lado, quizás sea necesario hacer más pedagogía acerca del significado del doctorado industrial entre los investigadores educativos, de un lado, y las instituciones que se dedican a la educación, de otro. El doctorado industrial no es un proyecto de tesis que aluda solo a aspectos propiamente industriales o tecnológicos. Como ya se ha dicho antes, de lo que se trata es de disponer de una tesis que, además del conocimiento académico que sin duda aportará, también contribuya con elementos tangibles (marcos de análisis, herramientas de evaluación, aplicaciones educativas, materiales didácticos, modelos de formación docente, etc.) que sean transferibles a la comunidad educativa y a la sociedad como un todo.

4.2. Riesgos y retos en el ámbito de la educación

La dispersión de grupos de investigación trabajando sobre temas similares hace difícil la colaboración en relación con una política común de absorción de posibles estudiantes en el marco de un doctorado industrial. Una posible solución es que, de igual forma a como se hace en otros ámbitos de conocimiento, en el campo de la investigación educativa se creen y se alimenten clústeres que acojan distintos grupos de investigación (Mardonov et al., 2020). Si estos mismos grupos de investigación buscan analizar cuál es su impacto en la transferencia de conocimiento a la sociedad, seguramente encontrarán instituciones y empresas en el otro lado que entiendan que ese conocimiento puede llegar a ser estratégico para su crecimiento, desarrollo y capacidad de innovación en un entorno altamente cambiante y tecnologizado, que exige un permanente análisis de los posibles escenarios de futuro y la identificación de aquellas acciones que podrían mejorar el desempeño de estas instituciones y, por ende, el de la misma sociedad.

Se ha de formar al personal docente e investigador en esta modalidad de doctorado. No solo por el proceso de acompañamiento específico y de interacción con la figura del tutor del centro colaborador, que será una pieza clave, sino que más allá de seguir los mismos procesos administrativos que el resto de los estudiantes y de acompañarlo en su camino formativo; lo apoyará en los problemas y vicisitudes de cualquier doctorado. Cabe añadir que el doctorando o la doctoranda van a pasar alrededor de la mitad del tiempo de realización de su tesis, cuando no más, en la institución que la ha contratado y que financia su tesis en una medida apreciable. A nadie se le escapa que esta dualidad de entornos académico y profesional es, sin duda, atractivo y de alto valor añadido, pero también es una potencial fuente de desencuentros si no existe una buena coordinación y entendimiento.

La clave es dotar de herramientas al profesorado para que en sus relaciones con el sector productivo tengan en cuenta esta salida de colaboración. Deben descubrir que su contacto con ese sector productivo, el educativo, también los mejora a ellos porque les aporta información de primera mano y visión estratégica de futuro, sobre la cual podrán fundamentar sus líneas de investigación. Aquí radica uno de los retos para su ejecución.

Por otro lado, hay que hacer un proceso de acompañamiento con los potenciales empleadores para que vean atractiva esta apuesta formativa; aquí hay mucho que reflexionar porque el papel de la universidad como agente de cambio será fundamental. Y no olvidar, tampoco, el importante papel de las instituciones y empresas educativas en amplificar el resultado de la investigación. Son agentes sociales a los que les resulta mucho más fácil llegar a audiencias que no son necesariamente especializadas, y en las que, sin embargo, queremos que se conozcan nuestras innovaciones y sus resultados positivos.

Se tiene que seguir apostando por una transferencia de conocimiento desde una investigación educativa relevante por y para la mejora de la intervención optimizadora de oportunidades para personas, grupos o entidades, sobre todo si el conocimiento logrado se transfiere en forma de procesos y productos, y aun de servicios, con impacto evaluable en los ámbitos de aplicación (Sotelino-Losada et al., 2024).

Conclusiones

Tras la escritura de estas páginas en torno a la reflexión de los doctorados industriales en el campo específico de la educación, más allá de los retos a abordar, es cierto que se necesita un abordaje en profundidad del tema. En la universidad actual donde una de las aristas a explorar es la transferencia de conocimiento, atender con cautela las posibilidades que arrojan este tipo de programas será un tema de fondo en los próximos años.

Un tema de fondo porque comportará movimientos a tres niveles: micro, meso y macro. A nivel micro se podrían citar las personas implicadas directamente: estudiantes y tutores/directores. Para proponer los ingredientes necesarios y que se materialicen convenios de colaboración será imprescindible que en el imaginario de las personas implicadas –en su desarrollo– se apueste de una manera determinada por la colaboración implícita y explícita que supone adentrarse en esta modalidad de desarrollo de la tesis doctoral.

Ahora bien, para ayudar a que esta colaboración sea efectiva a nivel meso, los grupos de investigación, las entidades y empresas, así como los propios programas de doctorado de las facultades del ámbito correspondiente (en este caso del área de ciencias sociales y en concreto educación) deben dar un paso hacia adelante –con firmeza– para establecer relaciones que pasen de lo personal a lo institucional. Se tienen que incardinar dichas colaboraciones en el marco de procesos estandarizados y recurrentes en el tiempo. Este cambio de escala supone que el acuerdo trascienda de la implicación inicial entre las personas directamente implicadas, cuya oportunidad pudo surgir por diversos motivos –prácticas curriculares o no curriculares, desarrollo de trabajos finales en las instituciones, contratos de investigación, entre otros– a articular relaciones estables en el tiempo, que abarquen las diferentes posibilidades de relación entre ambas –desde la docente, a la de investigación colaborativa y sin olvidar la de transferencia–; que muy probablemente contribuyan a desarrollar proyectos de doctorado industrial de manera natural, para abordar retos estratégicos actuales o futuros; así como ser referentes para otras instituciones, públicas o privadas.

Ello supone un salto cualitativo y cuantitativo para todos los que participen de dicho proceso, donde cada uno sepa el lugar que ocupa en la cadena organizativa. Es decir, dibujar nuevamente el quién es quién y el qué y para qué de adentrarse en este reto formativo, sin olvidar que existe un marco general de relaciones entre ambas, las cuáles también deben seguir produciéndose, y que el doctorado industrial es una oportunidad más que da respuesta a una necesidad concreta

Y, por último, y por ello no menos importante, la relación que la universidad quiera o pretenda establecer con la sociedad dentro de su propia misión como institución formadora de personas. Y, por supuesto, la colaboración con entidades privadas, públicas o del tercer sector. Poder situar los retos, beneficios y peligros de dichos acuerdos y hacerlo desde una panorámica de gobernanza y estrategia universitaria será básico para que el trabajo (en cascada) llegue a todas las personas implicadas en dichos procesos formativos. Por lo tanto, se estaría hablando de un acuerdo de conciencia y creencia.

En definitiva, la universidad, a través de sus tres misiones y en colaboración estrecha con el tejido socioeconómico, tiene la oportunidad de generar, compartir y transferir el conocimiento y las herramientas para formar los profesionales que den respuesta a los retos educativos, algunos ya conocidos y contrastados, como los que aun están por llegar, cada vez más complejos y más globales.

Referencias bibliográficas

Boman, J., Beeson, H., Sanchez Barrioluengo, M., y Rusitoru, M. (2021). *What comes after a PhD? Findings from the DocEnhance survey of doctorate holders on their employment situation, skills match, and the value of the doctorate.* European Science Foundation (ESF). <https://docenhance. eu/wordpress/wp-content/uploads/2021/12/DocEnhance-D1.2_Report-oncareer-tracking-of-Phd-graduates.pdf>

Brinkley, I. (2006). *Defining the knowledge economy. Knowledge economy programme report n.65.* The Work Foundation.

Castelló, M. (2024). *Avaluació del Pla de Doctorats Industrials de la Generalitat de Catalunya 2013–2018.* Departament de Recerca i Universitats - Generalitat de Catalunya.

Escribano, X. (2020). *El treball amb famílies des dels centres socioeducatius: propostes pedagògiques per la millora de les competències parentals*. [Tesis doctoral, Facultat d'Educació Social i Treball Social Pere Tarrés, Universitat Ramon Llull]. TDX. <http://hdl.handle.net/10803/668755>

Fauth, F. (2022). *Cambios en la práctica formativa del profesorado a partir de una formación continua en la modalidad de educación a distancia*. [Tesis doctoral, Departamento de Pedagogía, Universitat de Girona]. TDX. <http://hdl.handle.net/10803/687177>

Generalitat de Catalunya. (2024). *Doctorats Industrials*. <https://doctoratsindustrials.gencat.cat/>

Leon, R. (2011). Creating the future knowledge worker. *Management & Marketing*, 6(2): 205–222.

Macià, A. (2022). *L'adaptació escolar a l'escola Montessori: El grau de desenvolupament dels infants d'edats compreses entre els 16 mesos i els 3 anys en relació ambl la seva adaptació escolar*. [Tesis doctoral, Departamento de Pedagogía, Universitat de Vic – Universitat Central de Catalunya]. TDX. <http://hdl.handle.net/10803/687688>

Mardonov, S., Toshtemirova, S., Ahmadjonov, B., y Koshanova, N. (2020). Structure and mechanisms of action of the educational cluster. *International Journal of Psychological Rehabilitation*, 24(7), 8104–8111.

McCarthy, P., y Wienk, M. (2019). *Who are the top PhD employers? Advancing Australia's Knowledge Economy*. University of Melbourne on behalf of the Australian Mathematical Sciences Institute. <https://amsi.org.au/wp-content/uploads/2019/04/advancing_australias_knowledge_economy.pdf>

Ministerio de Ciencia, Innovación y Universidades. *UNIVBase - Sistema Integrado de Información Universitaria (SIIU)* (2010) *[Base de dades en línea]*. <https://www.universidades.gob.es/catalogo-de-datos/>

Romera, R., y Benito, M. (2014). *La aportación de los doctores al desarrollo económico y social a través de su contribución a la I+D+i [The contribution of doctors to economic and social development through their contribution to R&D&i]*. Fundación CYD. <https://mcyt.educa.madrid.org/empleo/documentos/doc/Estudios-CYD5_La_aportacion_de_los_doctores_al_desarrollo_economico_social.pdf>

Sangrà, A., Alba, J., y Fajarnés, X. (2023). *Doctorats Industrials. 10 anys de recerca col·laborativa a Catalunya*. Entitat Autònoma del Diari Oficial i de Publicacions de la Generalitat de Catalunya.

Sarrico, C. (2022). The expansion of doctoral education and the changing nature and purpose of the doctorate. *Higher Education, 84*, 1299–1315. <https://doi.org/10.1007/s10734-022-00946-1>

Sotelino-Losada, A., Santos-Rego, M.A., y Lorenzo-Moledo, M. (2024). Investigación y transferencia del conocimiento en Ciencias de la Educación: Una cuestión de justicia social. *Teoría De La Educación. Revista Interuniversitaria, 36*(2), 119–137. <https://doi.org/10.14201/teri.31655>

United Nations Educational, Scientific and Cultural Organization (Unesco). (2012). *International Standard Classification of Education ISCED 2011*. UNESCO Institute for Statistics (REF UIS/2012/INS/10/REV).

Vita, N. (2023). *Conectar Jugando: executive functions training through modern board games in primary education*. [Tesis doctoral, Departamento de Pedagogía y Psicología, Universitat de Lleida]. TDX. <http://hdl.handle.net/10803/689016>

6. Pasado, presente y futuro del doctorado de educación. Claves y reflexiones situadas en la experiencia del Reino Unido

Manuel Souto-Otero
Universidad de Bristol

Introducción

El doctorado es una cualificación singular, ya que supone el grado académico más alto. Requiere un notorio grado de especialización que culmina en la producción de una tesis doctoral, una investigación que realiza una aportación al conocimiento existente en el campo en el que se realiza. Se trata de un curso de creciente popularidad en el Reino Unido (Kehm et al., 2018), siendo más de 115 000 estudiantes los que se matricularon en estudios de doctorado el curso académico 2022/23 (HESA, 2024), aproximadamente un 15 % más que en el de 2018/19. Existen, sin embargo, múltiples tipos de programa para alcanzar un doctorado. En el contexto del Reino Unido, una de las diferenciaciones fundamentales es la que se da entre doctorados de filosofía (PhD, o *Doctor of Philosophy*) y doctorados profesionales. Es necesario aclarar que el término PhD se usa en un sentido general, y no únicamente para la materia de filosofía, para referirse a aquellos doctorados basados en la producción de una investigación original que culmina en una tesis.

El Doctorado en Educación (EdD, *Doctor of Education*) forma parte de un grupo de doctorados "profesionales", junto a otros programas como el DBA (*Doctorate in Business Administration*, doctorado en administración de negocios), el DClinPsy (*Doctorate in Clinical Psychology*, doctorado en psicología clínica) o el más general DProf (*Doctor in Professional Practice*, doctorado en práctica profesional). Hoy en día, el Reino Unido es, junto con Estados Unidos y Australia, uno de los países donde los doctorados profesionales han experimentado un mayor crecimiento (Costley y Fulton, 2019).

Este capítulo se centra en el doctorado en educación (EdD) en Reino Unido, un tipo de doctorado profesional dirigido a personas que trabajan en el campo de la educación, y que ha experimentado una gran expansión en el país, en términos de oferta, desde que se introdujera en este país en los noventa (Scott et al., 2004; Powell y Long, 2005). Este trabajo revisa las características principales del EdD y su historia en el Reino Unido, antes de plantear una serie de cuestiones clave sobre el mismo, finalizando con algunas reflexiones sobre el futuro del EdD.

1. El doctorado en educación: la experiencia del Reino Unido

1.1. Historia y características principales

Aunque la historia del "doctorado" se remonta a la Europa de la Edad Media, sus primeras versiones eran fundamentalmente diferentes a las actuales, ya que se basaban en el estudio y dominio del conocimiento existente dentro de una disciplina –para una revisión histórica véase Ruano-Borbalan (2022) y, específicamente, dentro del contexto del Reino Unido, Simpson (2009)–. El doctorado moderno, basado en una investigación original que realiza una contribución al conocimiento existente, fue creado en Alemania, a comienzos del siglo XIX. Desde allí, y vista su capacidad de atracción de estudiantes del resto del mundo, se extendió a otros países. En la llamada "anglosfera" (Vucetic, 2011) el PhD o doctorado de investigación se importó inicialmente a Estados Unidos, donde el primer PhD se otorgó en 1861, en la Universidad de Yale (Katz y Hartnett, 1976). Sin embargo, hasta 1893 no se introdujo el primer PhD en el área de educación, por parte del *Teachers College* de la Universidad de Columbia (Dill y Morrison, 1985). En el Reino Unido, y tras una fuerte resistencia inicial a su introducción, el PhD se introdujo a partir del 1917, en la Universidad de Oxford (con el nombre de DPhil), y con ciertas diferencias respecto al modelo empleado en las universidades de Estados Unidos (Simpson, 2009). Mientras en aquellas el PhD implicaba la superación de un programa inicial de cursos preparatorios antes del comienzo de la tesis doctoral, el PhD del Reino Unido se basó de manera exclusiva en la investigación independiente, aunque supervisada, y la escritura de una tesis doctoral (Gregory, 1995).

El EdD se introduce con posterioridad al PhD tanto en Estados Unidos como en el Reino Unido. Se implementó en 1921 en la Universidad de Harvard (Perry, 2012), en un contexto de experimentación sobre los estudios de doctorado por parte de las universidades norteamericanas, y para equiparar a la Facultad de Educación con las de Medicina, Derecho, Ingeniería y Teología, las cuales ofrecían doctorados propios diferentes al PhD (MD, JD, EngD y

ThD, respectivamente) (Foster et al., 2023; Thomas y Foster, 2023). El EdD no fue adoptado en el Reino Unido hasta mucho más tarde, aproximadamente siete décadas después. La primera universidad que comenzó a impartirlo fue la Universidad de Bristol, en 1992. Esto supuso su presencia tres años después de que el primer doctorado profesional fuese introducido en el Reino Unido, en 1989 –tras una invitación del gobierno a que las universidades jugasen un papel más importante en la reestructuración económica del país (Kot y Hendel, 2012)–. Las universidades de Leeds, Durham, Newcastle y Gales en Cardiff siguieron la innovación de Bristol, y lanzaron sus programas de EdD en 1994 (Gregory, 1995). Posteriormente, y de modo gradual, un gran número de universidades del Reino Unido abrieron programas de EdD, sobre todo al comprobar que el EdD de Bristol había resultado un éxito en términos del número de estudiantes matriculados/as. Mellors-Bourne et al. (2016) documentaron la expansión en la oferta de diversos tipos de doctorados profesionales en el Reino Unido, pero el EdD continúa siendo uno de los tipos más frecuentemente ofertados, junto con los de administración de empresas, psicología y salud, y servicios sociales.

Estos programas surgieron para dar respuesta a cambios en diferentes profesiones y necesidades crecientes de desarrollo profesional de alto nivel y de reflexión crítica sobre la práctica profesional (Scott et al. 2004), lo que suponía un cambio de enfoque sobre el énfasis del PhD en la contribución a la disciplina académica misma (Flint, 2011). Hoddell (2002, p. 62) define los doctorados profesionales de esta manera:

> Un programa de estudio avanzado e investigación que, al tiempo que satisface los criterios de la Universidad para que se pueda conferir un doctorado, está diseñado para satisfacer las necesidades específicas de un grupo profesional externo a la universidad, y desarrolla la capacidad de los individuos para trabajar en un contexto profesional.[3]

Taylor y Wisker (2023) los definen como programas que normalmente conllevan un componente lectivo que es evaluado, seguido de un proyecto de investigación basado en el lugar de trabajo o en la práctica profesional, que puede ser redactado como una tesis (más corta que la de un PhD) o como un portafolio. Scott et al. (2004) identificaron ocho características de los

---

[3] Traducción propia.

doctorados profesionales: su estructura incluye cursos que los/as candidatos/as tienen que superar antes de implicarse completamente en la tesis; hay un componente de tesis, que es más breve que en el caso del PhD; la investigación debe hacer una contribución de algún tipo y debe ser original; utilizan un conjunto de resultados relacionados con la práctica profesional; frecuentemente adoptan pedagogías basadas en cohortes de estudiantes; se enfocan en el desarrollo profesional del individuo; promueven prácticas que benefician a la profesión a la que se refieren; y el título de la tesis, generalmente, hace referencia a la profesión objeto de estudio.

1.2. Cuestiones clave

Como ya se ha comentado en las secciones anteriores, el EdD es una cualificación ofrecida en un gran número de instituciones en el Reino Unido. Ahora bien, desde sus inicios, hay una serie de preguntas que planean sobre esta cualificación, de las cuales buena parte se resumen en "¿por qué tener un doctorado en educación?". A continuación, revisamos algunas cuestiones que pueden ayudar a responder esta pregunta. Ha de tenerse en cuenta que existen ciertas variaciones entre los programas ofertados en distintas universidades del Reino Unido, y que, por tanto, ciertos programas específicos pueden variar en algunos aspectos respecto al modelo general presentado a continuación.

1.2.1. Perfil de los candidatos al doctorado en educación (EdD)

Una de las razones que se esgrimen para justificar la existencia del EdD es que existe un grupo de profesionales para quienes esta cualificación es más adecuada que un PhD. La agencia para la calidad de la educación superior del Reino Unido especifica que los doctorados profesionales en este país intentan satisfacer las necesidades de las diferentes profesiones en las que están enraizados (QAA, 2020, p. 8; National Careers Service 2024). Como comenta Deering (1998), el EdD se diseñó en la década del 1920 con los profesionales de la educación y la preparación de futuros gestores y líderes (Shulman et al., 2006) en mente. La contribución que el EdD plantea realizar al conocimiento profesional le permite atraer un perfil de estudiante que no desea realizar un PhD tradicional (Hawkes y Taylor, 2016). Aunque en la práctica, y ya desde sus comienzos (Kerlinger, 1965), muchos de los/as candidatos/as al EdD son profesores/as o directores/as de centros escolares con varios años de experiencia profesional, el rango de perfiles profesionales a los que se dirige el EdD es más diverso (Hawkes y Taylor, 2014; Burgess et al., 2006). La información sobre el EdD de la Universidad de Cambridge, por ejemplo, especifica:

> El programa de Doctorado en Educación (EdD) [...] está dirigido a profesionales y personas en campos relacionados (por ejemplo, en políticas, apoyo o gestión) comprometidos con ampliar su comprensión y mejorar su práctica profesional. Por ejemplo, en las cohortes actuales hay líderes escolares, profesores/as, profesionales de la salud, docentes universitarios/as [...]. A través de su investigación, buscan generar, desarrollar y difundir conocimientos profesionales, además de apoyar la innovación que tendrá un impacto social y educativo (Cambridge University, 2024).

En general, los requisitos de admisión, en términos de estudios previamente realizados, son comparables entre el PhD y el EdD, ya que ambos normalmente requieren haber completado un máster en un campo relevante. En el caso del EdD, frecuentemente se necesita también un periodo de experiencia profesional. El EdD del University College London (UCL), el más grande en el Reino Unido por número de estudiantes, incluye cuatro años de experiencia profesional relevante a tiempo completo y un máster dentro de sus requisitos de admisión (UCL, 2024). Estos requisitos están en línea con los de muchos otros EdD en el país. Así, es probable que los/as participantes en programas de EdD hayan estado fuera de la universidad durante bastante tiempo, por lo cual es posible que la idea de embarcarse en un doctorado tradicional les parezca más desafiante que hacerlo en un EdD, ya que ello les permitiría adquirir o refrescar su conocimiento sobre métodos de investigación, junto a debates importantes en materias de su interés. Incluso podrían hacerlo de un modo gradual gracias a que tales programas cuentan con un contenido lectivo más estructurado.

En el Reino Unido, además, el PhD implica generalmente la presentación de una propuesta de investigación a la hora de solicitar la admisión. El EdD, sin embargo, permite empezar el doctorado sin dicha propuesta, que se puede elaborar durante la fase de cursos iniciales. Además, los programas de EdD se imparten en bloque (tardes, fines de semana) o de manera híbrida mucho más frecuentemente que el PhD –y habitualmente pueden cursarse a tiempo parcial, lo que permite combinar estudios y trabajo (Foster et al., 2023; Hodgkin et al., 2024)–.

1.2.2. Objetivos

La expansión y diversificación de los estudios de doctorado en los últimos treinta años en el Reino Unido parte de la base de que los programas a este nivel pueden contribuir a diferentes objetivos (Boud et al., 2018). Una de las preguntas fundamentales a abordar respecto al EdD es, por tanto, qué objetivos tiene y cómo se diferencia de los del PhD. Como se ha mencionado en la sección anterior, el EdD está más orientado a los/as profesionales de la educación (profesores/as, directores/as de escuela, gestores/as que trabajan en el ámbito de la educación, etc.) la mayoría de los/as cuales no piensan dedicarse en el futuro a la investigación como profesión, aunque puedan realizar investigaciones rigurosas o evaluar evidencia científica como parte de su trabajo. Para muchos/as participantes, el doctorado profesional es una forma de acelerar su progresión profesional y conseguir una promoción (Kehm et al., 2018), aunque los estudios en educación frecuentemente tienen también un componente vocacional (Souto-Otero et al., 2023).

Esta caracterización del EdD se contrapone con la del PhD, que se plantea como una cualificación más orientada a candidatos/as sin o con poca experiencia previa y que aspiran a una carrera en el campo de la investigación. Bourner et al. (2001) hablan de "profesionales investigadores/as" en lugar de "investigadores/as profesionales" para describir la diferencia entre los/as estudiantes de EdD y PhD. Otra forma de presentar esta diferenciación consiste en explorar lo que se puede hacer en el campo de estudio (PhD) y lo que se puede hacer con el conocimiento en el campo de estudio (EdD) (Gregory, 1995).

De este modo, algunos trabajos argumentan que el PhD se dirige a la realización de una contribución original al conocimiento sobre una materia, mientras el EdD puede enfocarse a la aplicación de conocimiento para la mejora o solución de problemas prácticos, así como a la adaptación a escenarios prácticos cambiantes (Archbald, 2010; Burnard et al., 2018; Foster et al., 2023). Otros estudios posicionan el EdD como una contribución al desarrollo de un dominio profesional que genera conocimiento, pero de una naturaleza más aplicada –con la recolección de datos basada, en muchos casos, en la organización en la que trabaja el doctorando– y con un objeto de estudio frecuentemente generado desde la perspectiva de la práctica profesional (Kehm et al., 2018). Algunos de los principales problemas prácticos estudiados en EdD incluyen el apoyo a estudiantes desfavorecidos, la estimulación del desarrollo profesional en el sector, y el apoyo a aquellos/as que acaban de incorporarse como profesores/as o directores/as de instituciones educativas (Ma et al., 2018). Maxwell y Shanahan (1997) argumentan que el PhD puede considerarse un ejemplo específico de doctorado profesional, donde se prepara a los estudiantes para trabajar en una institución investigadora, particularmente la universidad. Esto, no obstante, puede ponerse en duda, ya que solo una pequeña parte de los PhD acaba trabajando en la universidad (Kendzior, 2015).

1.2.3. Estructura y contenido

La estructura del EdD generalmente comprende una serie de módulos que han de superarse antes del comienzo de la tesis. El EdD típicamente dura entre 3 y 4 años a tiempo completo o entre 6 y 8 a tiempo parcial. Los dos primeros años suelen dedicarse a los cursos obligatorios, y entre los 2 y 6 años siguientes, a la elaboración de la tesis doctoral. Como indica Creaton (2020), la estructura del PhD está acercándose más a la del EdD en años recientes, debido a que estos programas han tendido a ir incorporando expectativas o requisitos de que los/as doctorandos/as tomen algún curso formal en métodos de investigación, aunque al menos en el Reino Unido la experiencia de los/as estudiantes en estos dos tipos de programa continúa siendo bastante diferente, al menos en los años iniciales. Aunque los PhD tradicionalmente no disponen una carga de créditos especificada, los doctorados profesionales sí que la tienen dentro de los marcos de cualificaciones del Reino Unido *(UK Frameworks of Higher Education Qualifications)*. De acuerdo con dichos marcos, el doctorado profesional tiene una carga asociada de 540 créditos, de los cuales al menos 360 deben ser al nivel más alto en Inglaterra y Gales (nivel 8 en sus marcos de cualificaciones) y al menos 420 en el caso de Escocia (nivel 12 en su marco de cualificaciones) (QAA, 2024), lo cual otorga flexibilidad para incorporar algunos o la totalidad de los módulos iniciales del curso a nivel de máster.

En algunos programas hay, de esta forma, módulos compartidos por los/as estudiantes de máster y de EdD (Creaton, 2020). Los módulos suelen cubrir tres áreas principales: metodología, materias relacionadas específicamente con la educación o reflexiones sobre la práctica educativa. Guthrie (2009) asocia los intereses de los/as candidatos/as al EdD con una serie de temas sustantivos como el aprendizaje humano, gestión de organizaciones complejas, liderazgo, formulación de objetivos curriculares, integración de la tecnología en la práctica educativa, medición de resultados en educación, y legislación y políticas relevantes. Para el mismo autor, esos temas podrían traducirse en un currículo distinto para programas de doctorado profesional respecto de otro para el PhD.

En la actualidad, el número de módulos suele ser bastante inferior al del primer EdD de Bristol, mientras que el tamaño de la tesis se ha incrementado. Aquel primer EdD del Reino Unido constaba de 12 módulos, cada uno de los cuales requería la entrega de un trabajo de 3000–4000 palabras y una tesis de 30 000 palabras, mientras que, por entonces, la tesis de PhD en la universidad de Bristol tenía una longitud aproximada de entre 70 000 y 85 000 palabras (Gregory, 1995).

Lo más frecuente actualmente es que el programa EdD tenga entre 3 y 6 módulos, que se completan en el primer o los dos primeros años, mientras que la tesis está alrededor de 40 000–60 000 palabras, algo más breve que las tesis doctorales del PhD, que en el Reino Unido suelen estar entre las 70 000 y las 90 000 palabras. Así pues, la tesis del EdD suele presentar una extensión menor que la del PhD, ya que tiene en cuenta el trabajo realizado con anterioridad a su escritura, durante los módulos del programa. En algunos programas existe cierta flexibilidad en relación con el producto final del EdD, pudiendo ser este un portafolio (a modo, por ejemplo, de colección de informes de investigación o artículos más breves –generalmente tres– acompañados de una explicación de su conexión) en lugar de una tesis tradicional (Maxwell y Kupczyk-Romanchuck, 2009), o incluso una combinación de tesis y portafolio (Robinson, 2018).

Durante el proceso de elaboración de la tesis, los/as candidatos/as al EdD trabajan con un/a supervisor/a o un equipo de supervisión específico –generalmente de uno/a a tres supervisores/as (Robinson, 2018)–. Johansson y Yerrabati (2017) informan de una amplia variedad en los estilos de supervisión. En algunas universidades, el EdD es un programa que se ofrece completamente *online*, incluida la supervisión. Una diferencia con el PhD es que, mientras en el Reino Unido la admisión a este normalmente conlleva la especificación del equipo supervisor, en el EdD esta designación se suele realizar con posterioridad, cuando el/la candidata/a ha superado los módulos iniciales. De este modo, mientras en el PhD el/la candidato/a puede asegurarse de tener un/a especialista en el tema elegido para la tesis, esto puede ser más complicado en el caso del EdD. Dicha dificultad puede extenderse a la nominación del tribunal de tesis, debido a la relativa falta de académicos/as expertos/as en campos específicos de la práctica profesional educativa (Robinson, 2018).

Tanto en el PhD como en el EdD, tras completar la tesis es necesario superar el "viva voce" (o simplemente "viva"), que es un examen oral sobre la misma ante un comité compuesto por dos examinadores/as, uno/a de la universidad donde se ha escrito la tesis, y uno/a externo/a. Hay cierto debate sobre si el "viva" debe continuar como un requisito del EdD o si el examen de la tesis se debe centrar únicamente en la tesis escrita, ya que algunos/as candidatos/as pueden necesitar más tiempo para responder a preguntas complejas del que permite el "viva". Sin embargo, la mayor parte de los/as académicos/as implicados/as en programas de EdD están a favor de la continuación del "viva", ya que permite verificar la autoría de la tesis, el conocimiento y la habilidad para comunicar ideas oralmente del/de la candidata/a, y también permite poder guiar al/a la candidato/a de una manera diferente y más completa e interactiva de lo que es posible con la provisión de comentarios escritos (Poole, 2012).

La imagen del EdD tiende a ser la de una cualificación menos teórica y más práctica que el PhD, y de estar más orientada al estudio de casos específicos, donde frecuentemente –aunque no siempre– la organización donde se trabaja y la investigada coinciden (Dennis et al., 2024), y donde la reflexión del/de la investigador/a juega un papel más importante que en el PhD, porque la investigación suele estar ligada de alguna manera a su práctica profesional (Creaton, 2020; Burnard et al., 2018; Boud y Tennant, 2006) –un punto al que el capítulo vuelve más adelante–.

Finalmente, la existencia de una serie de módulos compartidos entre los/as estudiantes de EdD hace que este tipo de programa ofrezca una experiencia de "promoción" o "cohorte" que es menos evidente en el PhD. Esta característica puede resultar atractiva entre profesionales, en particular por las redes de contactos que puede facilitar, al tiempo que promueve el aprendizaje colaborativo (Robinson, 2018), dando lugar en bastantes ocasiones a un vínculo social con el programa, susceptible de ayudar a que los/as participantes lo completen (Burgess et al., 2006).

Por otro lado, el carácter estructurado del EdD, que facilita el andamiaje ("scaffolding"), también suele ser un aspecto de gran interés (Hodgkin et al., 2024). No obstante, el número de candidatos/as por cohorte en muchos EdD en el Reino Unido es relativamente pequeño, lo cual pone en duda su viabilidad económica. Según Mellors-Bourne et al. (2016), el número de nuevos/as candidatos/as por programa y año puede estimarse entre 5 y 10 de media y, aunque muchos programas reclutan un número de participantes sustancialmente superior, muchos otros (aproximadamente un 20 %, de acuerdo con Robinson, 2018) pueden, en un curso dado, no conseguir ninguno/a.

1.2.4. Estándares

Para obtener el EdD, el estándar de los trabajos entregados y la tesis suele ser definido en términos de "calidad publicable". Este estándar es, en cierto sentido, vago, ya que, por ejemplo, no especifica dónde ha de poder publicarse (Poole, 2012). Sin embargo, aclara que el EdD no usa un estándar ligado a desempeños profesionales dentro del campo de la educación, sino que sus estándares son similares a los empleados en el PhD. En muchas instituciones del Reino Unido, de hecho, no hay diferencia en los requisitos que establecen las regulaciones de las universidades para la tesis del EdD y el PhD. Otras universidades especifican ciertas diferencias, generalmente centradas en que la tesis del EdD debe ser relevante para la práctica profesional, mientras el PhD no tiene un requisito equivalente (Creaton, 2020). De este modo, el EdD no sería una cualificación con requisitos inferiores al PhD, sino superiores ya que incorpora condiciones adicionales, aunque en la práctica el EdD se considere habitualmente en términos de sustracción respecto al PhD, con menores requisitos efectivos (Shulman et al., 2006).

Ciertos estudios, sobre todo en el contexto estadounidense, han argumentado que sería beneficioso ir hacia una mayor diferenciación entre el EdD y el PhD, a fin de que el primero se convierta en la ruta preferente para profesionales que trabajen dentro del sistema educativo (Maxwell y Shanahan, 1997). Guthrie (2009), además, argumenta que la complejidad en la investigación educativa ha evolucionado de tal manera que es complicado ser al mismo tiempo investigador/a y profesional ("practitioner"). Lo que Guthrie vendría a cuestionar es que un/a estudiante de EdD pueda prepararse tanto en la adquisición de conocimientos de literatura educativa como de métodos de investigación avanzados, simultáneamente al ejercicio laboral (como es el caso de una gran parte de estudiantes de EdD, que realizan el programa a tiempo parcial), el cual, de la misma manera, necesita conocimientos profesionales técnicos y prácticos sofisticados para desarrollar el trabajo satisfactoriamente. Las investigaciones existentes apuntan a que el nivel de éxito de los EdD a la hora de desarrollar competencias de investigación y uso de diferentes tipos de datos de manera práctica varía sustancialmente entre programas (Firestone et al., 2021).

Hace ya más de un cuarto de siglo que Maxwell y Shanahan (1997) defendieron una reconceptualización del EdD en una dirección que tenga más en cuenta el contexto profesional, en lugar de centrarse tanto en la cultura académica tradicional. Esto necesitaría una comprensión diferente de la legitimidad del conocimiento adquirido en contextos laborales, en comparación con el académico, lo que habría de plasmarse en la totalidad del programa, e incluir, por ejemplo, la presencia de profesionales en el comité examinador de este doctorado –lo cual es ya una realidad en algunos casos, pero no la norma (Taylor y Maxwell, 2004)–.

2. Reflexiones sobre el futuro del doctorado en educación

Parte del valor del EdD se encuentra en la generación de beneficios tangibles para los/as participantes, en términos de evolución identitaria, progresión profesional, mejora de habilidades y nivel de confianza en sí mismos/as (Boud et al., 2018; Taylor y Maxwell, 2004). Hay menos evidencia a propósito de los beneficios para las organizaciones en las que trabajan, la mejora de la práctica y/o la política educativa (Hawkes y Yerrabati, 2018). Algunos estudios se muestran incluso críticos respecto a la existencia de tales beneficios (Wellington y Sikes, 2006).

Ahora bien, en el contexto del Reino Unido, Boud et al. (2018, p. 924) documentan múltiples ejemplos de influencias positivas por parte de los/as graduados/as en EdD y de impactos tangibles "considerables". Estos se materializan en términos de adopción de nuevas prácticas y productos, así como la difusión de ideas y formas de hacer en sus organizaciones y entre sus compañeros/as de trabajo (véase también Boud et al., 2021; Lindsay et al., 2018; Ma et al., 2018). Ciertas condiciones, como el alineamiento entre la investigación del EdD y las estrategias y prioridades organizativas, o la posición y disposiciones personales del/de la doctorando/a, condicionan –como cabría esperar– la existencia y naturaleza de tales impactos. Pero existen también condicionantes sistémicos. En Gales, por ejemplo, la organización encargada de la inspección educativa ha enfatizado la importancia de la práctica educativa informada por la investigación (Estyn, 2022), y Hodgkin et al. (2024) subrayan que los equipos de inspección buscan evidencias de interacción con investigación y de prácticas profesionales orientadas por evidencias de investigación educativa.

La mayor parte de las críticas al EdD se refieren a su insuficiente diferenciación con respecto al PhD. Tales argumentos se han articulado con más fuerza en el contexto estadounidense que en el del Reino Unido (Levine, 2005; Deering, 1998). Deering (1998) parte de la base de que el EdD fue diseñado para profesionales que se especializarían en un campo determinado y aprenderían a aplicar la investigación, por medio de la mejora de sus habilidades y la ampliación de sus conocimientos profesionales en ese campo, pero sin estar obligados/as a realizar su propia investigación original dirigida, fundamentalmente, a la creación de conocimiento. Sin embargo, subraya, que a lo largo de los años las diferencias en los cursos de estudio para ambos títulos en Estados Unidos se volvieron superficiales, al igual que las diferencias respecto a los créditos u horas asociados a los mismos (véase también Foster et al., 2023).

Investigaciones más recientes, de nuevo en el contexto de Norteamérica, confirman que el currículo del PhD y el EdD tienen más puntos en común que diferencias, lo cual es contrario a los objetivos originales del EdD (Holland, 2017; véase MacLennan et al., 2018, para un análisis de esta situación con respecto a otros doctorados profesionales). Algo similar ocurre con los métodos de investigación empleados, las salidas profesionales (incluida la universidad) o la capacidad para dirigir un PhD (Deering, 1998). Foster et al. (2023) se refieren a la cercanía de ambas cualificaciones en lo que tiene que ver con requisitos de admisión, formatos y expectativas de investigación. De hecho, comentarios respecto a la falta de diferenciación entre ambas cualificaciones han existido al menos desde los años 30 del siglo pasado y, por tanto, prácticamente desde la creación del EdD (Carter, 1956). En algunos casos se ha llegado a pedir la desaparición del EdD por su falta de diferenciación con el PhD (Levine, 2005, Deering, 1998). Dadas las similitudes entre los dos programas y la reputación algo inferior del EdD en ciertos círculos académicos (Carpenter, 1987), debido a los temas que suelen abordar sus tesis y su menor extensión, se ha argumentado que otorgar la cualificación de EdD, en lugar de la de PhD –por un trabajo muy similar–, podría suponer un perjuicio injusto al/la doctorando/a.

No obstante, Bourner et al. (2001) enumeran más de una docena de diferencias entre los doctorados profesionales y el PhD, algunas ya mencionadas anteriormente en este capítulo (misión y objetivos, perfil de los/as participantes, modo de estudio, relación con la práctica profesional, foco de la investigación, etc.) (véase también Boyce, 2012). Nelson y Coorough (1994), sin embargo, encontraron algunas diferencias metodológicas, con un uso más frecuente de análisis estadísticos multivariados en las tesis de PhD y de encuestas en el EdD, mientras que Walker y Haley-Mize (2012), centrándose específicamente en el campo de la educación especial, observaron tales diferencias en una serie de aspectos metodológicos y de resultados. La mayor diferenciación entre ambos programas se mantiene, según Deering (1998), en la tesis doctoral de cada programa: teórica o aplicada. En cualquier caso, esta diferenciación se encontraría bastante diluida en la práctica, toda vez que el carácter de la tesis se determina más por los intereses del candidato o de la candidata y el equipo supervisor que por una política del programa. Walker y Haley-Mize (2012) no encontraron diferencias en el tipo de investigación: aplicada (directamente aplicable a la profesión) vs. básica (centrada en el desarrollo o evaluación de modelos teóricos), ya que en ambos casos más del 90 % de las tesis eran de naturaleza aplicada. Kemp (2004), por su parte, enfatiza que es necesario reconocer que los EdD también pueden realizar contribuciones metodológicas y teóricas, y no exclusivamente prácticas, y Green y Powell (2005) advierten que la distinción entre investigación orientada profesionalmente e investigación académica da lugar a una falsa dicotomía. Poole (2012), de hecho, y ahondando en este debate, no encontró evidencias de una posición común entre examinadores/as de EdD sobre si el tribunal debe buscar evidencias de conocimientos profesionales avanzados en una tesis de EdD.

La eliminación del EdD, en línea con las recomendaciones de Deering (1998) y Levine (2005), se implementó en la Universidad de Harvard en 2012; un hecho particularmente significativo porque, como expusimos al inicio de esta contribución, Harvard fue la primera universidad en introducir esta cualificación. Harvard reemplazó su EdD –salvo en el caso del *Doctor of Education Leadership* o doctorado de educación en liderazgo (Ed. L. D.)– por un PhD. La Universidad explicó esta decisión argumentando que el EdD era ya un programa orientado a la investigación más que a la práctica y que el cambio permitiría a su Facultad de Educación fortalecer los vínculos con otras partes de la Universidad (Perry et al., 2015).

Otros trabajos defienden la necesidad de reconceptualizar, redefinir o "reiniciar" el EdD, antes que erradicarlo. Frecuentemente, las medidas asociadas a esta postura tienen como objetivo potenciar el papel "profesional" del EdD, en contraposición con su lado académico, y reajustar la relación entre académicos y profesionales en el contexto de dicha cualificación (Shulman et al., 2006; Wergin, 2011). Boyce (2012) defiende la redefinición del EdD, basándose en la creación de un/a "scholar practitioner" (académico/a practicante) que lidere la aplicación de prácticas educativas adecuadas, generando nuevo conocimiento que pueda ser aplicado en la toma de decisiones de los/as profesionales del campo de la educación (un ejemplo sería la traducción de investigaciones empíricas a guías prácticas). En el contexto del Reino Unido, Taylor (2018) argumenta que el EdD puede ser organizado como una "formación profesional" ("apprenticeship") superior para los/as profesionales que trabajan en el sector. La necesidad de explorar de manera continuada el valor añadido del EdD se refleja en el proyecto de la Fundación Carnegie sobre el doctorado en educación *Carnegie Project on the Education Doctorate (CPED)*, una red de más de 145 centros de educación superior en Estados Unidos y Canadá establecida en 2007, con el objetivo de mejorar progresivamente el EdD y contribuir al rediseño de sus programas para avanzar en la preparación de los profesionales y líderes en educación para los "problemas del mundo real" (CPED, 2024). Este objetivo no está exento de retos tanto técnicos como prácticos (Perry, 2023; Perry et al., 2020), y Buttram y Doolittle (2015) documentan que, aunque hay bastante actividad en el rediseño de programas EdD en Estados Unidos, los cambios tienden a ser superficiales.

La necesidad de evolucionar no se ciñe exclusivamente al EdD, ya que la diversidad del PhD también se ha incrementado en los últimos años (Boud y Tennant, 2006; Kearney y Lincoln, 2018; Kehm, 2020), por medio de los PhD por proyectos, híbridos o los PhD "industriales", donde se forman investigadores/as que desarrollan su proyecto de tesis en colaboración con una empresa o institución, fortaleciendo los vínculos entre la universidad y organizaciones externas. Estas nuevas formas de PhD no están libres de debate ni exentas de comparación con el PhD tradicional (Compagnucci y Spigarelli, 2024). Finalmente, otras formas de doctorado han surgido más recientemente, como los doctorados "practice-led" (basados en la práctica), que se fundamentan en la producción de obras creativas (danza, escultura, pintura, escritura creativa, etc.) como resultado de investigación, acompañados generalmente de un texto o exégesis, y que se ofertan en más de la mitad de las universidades del Reino Unido (Kehm et al., 2018; Taylor y Wisker, 2023). Es necesario recordar que en Estados Unidos y Canadá el solapamiento entre el EdD y PhD tiende a ser mayor que en el Reino Unido porque en esos países los candidatos al PhD han de superar una fase previa a la escritura de la tesis doctoral: los exámenes generales ("comprehensive examinations"), que no están ligados a un curso específico, sino que examinan el conocimiento de los/as candidatos/as en relación con uno o más campos de estudio en general. En el Reino Unido la situación es diferente: el componente de módulos o cursos que requiere el EdD está ausente en la mayor parte de los programas de PhD, sobre todo en ciencias sociales, ya que el PhD se basa en una investigación original bajo un sistema de mentoría intensa por parte del equipo supervisor, aunque cada vez sea más frecuente la existencia de algún tipo de curso asociado al PhD.

También existen, asimismo, ciertas áreas de solapamiento entre los PhD y EdD en el Reino Unido. Usando de nuevo el ejemplo del EdD de *University College* de Londres (UCL), la descripción del programa menciona:

> El EdD está diseñado para aquellos/as que tienen una pasión por explorar investigaciones educativas y sociales relacionadas con su contexto profesional. La investigación en el EdD se puede centrar en cualquier aspecto de tu experiencia profesional y puede abarcar varias áreas temáticas y disciplinares, *así como transformaciones socio-económicas, políticas y culturales más amplias*. Por lo general, se espera que los candidatos/as a ser admitidos/as hayan obtenido un Master y, lo más importante, *que tengan un compromiso genuino con el desarrollo continuado como experto/a en un campo de investigación particular.* [énfasis añadido]

Ello hace referencia a aspectos que van más allá del contexto profesional y posicionan el valor del EdD en el campo de investigación, en lugar de hacerlo centrándose en aspectos de práctica profesional.

De hecho, algunas universidades del Reino Unido han intentado difuminar las diferencias percibidas entre el EdD y el PhD, en lugar de acentuarlas. El ya citado *University College* de Londres, por ejemplo, abrió la oferta de cursos dirigidos a estudiantes de PhD a los/as candidatos/as del EdD, como parte de una estrategia consciente para diluir la distinción entre ambos programas, con el objetivo de incrementar el reconocimiento del EdD como una ruta válida para la obtención de un doctorado (Hawkes y Taylor, 2016).

Finalmente, Jones (2018) presenta un punto de vista discordante al argumentar que estamos ante un declive potencial del PhD en favor de los doctorados profesionales. Jones defiende su posición afirmando que los doctorados profesionales están más fuertemente ligados a la industria y, por tanto, conllevan mejores oportunidades laborales para sus graduados/as, porque los/as empleadores/as buscan cada vez más personal que tenga habilidades para la investigación, así como experiencia y competencias profesionales específicas, con el fin de mejorar su posición competitiva. Razones adicionales son que los gobiernos están haciendo más hincapié en la necesidad de investigaciones con aplicación práctica fuera de la universidad, y que las universidades mismas han pasado a ver los doctorados profesionales como una fuente de ingresos y de beneficios en términos de creación o fortalecimiento de vínculos con organizaciones externas –vínculos que pueden abrir futuras vías de financiación y/o de colaboraciones investigadoras–. Por supuesto, algunos de estos argumentos son claramente más fuertes en relación con otros tipos de doctorado profesional (por ejemplo, en administración de empresas o ingeniería), y otros son relevantes también en el caso del EdD. Así, Hodgkin et al. (2024) también argumentan que los doctorados profesionales están adquiriendo mayor importancia en los círculos académicos del Reino Unido.

Conclusiones

El EdD ha superado los cien años de existencia, lo que demuestra su capacidad de resiliencia. Durante este tiempo también ha mostrado su capacidad de contribuir al desarrollo de un gran número de estudiantes y de sus organizaciones. Ha abierto, asimismo, posibilidades de abordar el logro de un doctorado a un grupo de profesionales que de otro modo no habría alcanzado una formación de ese nivel. Sin embargo, la existencia del EdD también ha estado acompañada de multitud de debates y tensiones. Al lado de una expansión generalizada de este tipo de programa se han visto también cierres bastante visibles. Estamos ante un panorama en el que se pueden observar propuestas y visiones fundamentalmente encontradas sobre su futuro, que van desde su supresión hasta otras que esperan un declive del PhD en favor de los doctorados profesionales, como es el EdD. La relación con el PhD es, de hecho, uno de los puntos de discusión más frecuentes en la literatura y también en la práctica, y aquí, de nuevo, vemos visiones contrapuestas, que van desde la modificación del EdD para diferenciarse más del PhD, a un mayor acercamiento entre las dos cualificaciones.

Entre todos estos debates, la experiencia del Reino Unido deja una serie de mensajes claros sobre el presente y el futuro del EdD. El primero es que mientras un doctorado profesional no sea una licencia de práctica profesional, su prestigio y demanda son susceptibles de mayor cuestionamiento. La experiencia del DClinPsy, muy diferente a la del EdD, así lo sugiere. Para el ejercicio profesional como psicólogo clínico en el Reino Unido es necesario tener un doctorado en psicología clínica (PhD o DClinPsy), lo que le otorga al DClinPsy gran prestigio e incrementa su demanda.

En segundo lugar, e incluso dentro de una misma cualificación, como es el EdD, pueden existir grandes diferencias en la demanda entre universidades, de modo que las mismas han de realizar un análisis de mercado riguroso antes de ofrecer este tipo de cualificaciones: el hecho de que se oferte una cualificación profesional avanzada no garantiza gran demanda por parte de los/as profesionales a los que se dirige, incluso en el caso de los/as profesionales de la educación, de los que existe un gran número.

Tercero, los EdD son menos cuestionados y ofrecen un valor más claro cuando su objetivo (incorporar la investigación en la práctica profesional), oferta lectiva, pedagógica e incluso social (por su mayor carácter de cohorte) es única, o al menos altamente diferenciada en comparación a la del PhD. En ocasiones puede ser atractivo en términos económicos para las universidades, o en términos de flexibilidad y variedad en el currículo para los/as estudiantes, que los/as estudiantes de EdD y PhD compartan algunos módulos, pero la búsqueda de la paridad basada en un solapamiento excesivo puede conducir a la confusión respecto al valor y el sentido específico de estas cualificaciones. Reflejo de este tercer punto es la apertura de un debate mucho mayor sobre la existencia e identidad del EdD en Estados Unidos que en el Reino Unido. En este último, su diferenciación respecto al PhD es más clara que en Estados Unidos, porque los doctorados en las universidades, generalmente, no incluyen un componente lectivo obligatorio a superar antes de empezar la tesis doctoral, algo que sí ocurre en el EdD. Más que el desarrollo de académicos, el EdD se centra en el desarrollo de "procadémicos", esto es, profesionales con un alto nivel de desempeño académico que pueden movilizar para la innovación y la mejora de las prácticas en instituciones educativas.

Cuarto, un sistema de acreditación profesional fuerte podría contribuir a repensar y cimentar el carácter diferencial del EdD, así como su reconocimiento como cualificación profesional (véase Wergin, 2011, en relación con una reflexión similar en el contexto estadounidense). Este tipo de acreditación es ampliamente reconocida en otras áreas de conocimiento en las que se ofrecen doctorados profesionales. El uso de portafolios de impacto, en lugar de la tesis tradicional o portafolios de artículos, también merece un examen más pormenorizado en este sentido.

Quinto, y relacionado con el tercer punto, es esencial para el EdD que sus objetivos de rigor, reputación, singularidad y valor añadido respecto a otros doctorados sean clara y fácilmente comunicables. El número de investigaciones centradas en esta cuestión muestra que este no es todavía el caso. Ciertas investigaciones apuntan a que el EdD, como cualificación, es desconocido, incluso dentro del ámbito universitario en el Reino Unido, al igual que en el ámbito profesional (Hodgkin et al., 2024), y que se emplean diferentes nomenclaturas para denominar la misma cualificación, lo cual lleva a confusión (Powell y Long, 2005). En este sentido, merece consideración la propuesta de Poole (2012) de usar una única terminología, no solo para el EdD, sino para el EdD y PhD (usando PhD, debido a su carácter más general y mayor aceptación), al tiempo que se abre la diferenciación entre el PhD obtenido únicamente (o por encima de un porcentaje previamente fijado) por medio de investigación, y el PhD "profesional" basado en trabajos de curso ligados a la experiencia profesional y una tesis también relacionada directamente con dicha experiencia. Tal porcentaje se podría cifrar contemplando el balance entre la tesis y los cursos del actual EdD, por ejemplo, especificando que la tesis habría de suponer más de dos tercios del programa, pensando en la obtención del PhD por investigación.

Respecto de este quinto punto, sería importante clarificar el valor que ofrece el EdD tanto a nivel individual como organizativo y sectorial, a propósito del desarrollo del conocimiento y de las habilidades profesionales que se necesiten en cada momento y que se encuentran en continua evolución. Ello requiere una continua revisión de su currículo y estándares, así como el acotamiento, especificación o reducción de algunos de los criterios que actualmente se consideran, al menos nominalmente, para su obtención. Tengamos presente que, hoy por hoy, el EdD suele abarcar todos los criterios del PhD, junto a otros adicionales. Esta es una situación poco realista que puede afectar la credibilidad e integridad del EdD como cualificación.

Referencias bibliográficas

Archbald, D. (2010). "Breaking the Mold" in the Dissertation: Implementing a Problem-Based, Decision-Oriented Thesis Project. *The Journal of Continuing Higher Education*, *58*(2), 99–107.

Boud, D., Costley, C., Marshall, S., y Sutton, B. (2021). Impacts of a professional practice doctorate: a collaborative enquiry. *Higher Education Research & Development*, *40*(3), 431–445. <https://doi.org/10.1080/07294360. 2020.1765744>

Boud, D., Fillery-Travis, A., Pizzolato, N., y Sutton, B. (2018). The influence of professional doctorates on practice and the workplace. *Studies in Higher Education*, *43*(5), 914–926. <https://doi.org/10.1080/03075079.2018. 1438121>

Boud, D., y Tennant, M. (2006). Putting doctoral education to work: challenges to academic practice. *Higher Education Research & Development*, *25*(3), 293–306. <https://doi.org/10.1080/07294360600793093>

Bourner, T., Bowden, R., y Laing, S. (2001). Professional Doctorates in England. *Studies in Higher Education*, *26*(1), 65–83. <https://doi.org/ 10.1080/03075070124819>

Boyce, B. A. (2012). Redefining the EdD: Seeking a separate identity. *Quest*, *64*(1), 24–33. <https://doi.org/10.1080/00336297.2012.653260>

Burgess, H., Sieminski, S., y Arthur, L. (2006). *Achieving your doctorate in education*. Sage.

Burnard, P., Dragovic, T., Ottewell, K., y Lim, W. M. (2018). Voicing the Professional Doctorate and the Researching Professional's Identity: Theorizing the EdD's Uniqueness. *London Review of Education*, *16*(1), 40–55. <https://doi.org/10.17863/CAM.11945>

Buttram, J. L., y Doolittle, V. (2015). Redesign of EdD and PhD educational leadership programs. *International Journal of Educational Reform*, *24*(3), 282–308. <https://doi.org/10.1177/105678791502400306>

Cambridge University. (2024). *Doctor of Education (EdD) part-time programme*. <https://www.educ.cam.ac.uk/courses/postgraduate/doctoral/edd/>

Carpenter, D.S. (1987). Degrees of Difference? The Ph.D. and the Ed.D. *The Review of Higher Education*, *10*(3), 281–286. <https://dx.doi.org/10.1353/ rhe.1987.0024>

Carter, M. C. (1956). *A comparison of the doctoral requirements of forty-four institutions conferring both the degrees of doctor of philosophy in education and doctor of education* [Trabajo Fin de Máster, University of New Mexico]. <https://digitalrepository.unm.edu/cgi/viewcontent.cgi?article=1075&context=educ_teelp_etds>

Compagnucci, L., y Spigarelli, F. (2024). Industrial doctorates: a systematic literature review and future research agenda. *Studies in Higher Education*. <https://doi.org/10.1080/03075079.2024.2362407>

Costley, C., y Fulton, J. (2019). *Methodologies for Practice Research: Approaches for Professional Doctorates*. Sage.

CPED. (2024). *Redesigning the EdD through dialogue, diversity, and collaboration*. <https://www.cpedinitiative.org/>

Creaton, J. (2020). The Structure of a Professional Doctorate in Education: Why Choose it? En I. Burnell, y J. Roffey-Barentsen (Ed.), *Completing Your EdD: The Essential Guide to the Doctor of Education* (pp. 7–31). Emerald Publishing Limited.

Deering, T. E. (1998). Eliminating the doctor of education degree: It's the right thing to do. *The Educational Forum*, 62(3), 243–248. <https://doi.org/10.1080/00131729808984350>

Dennis, C. A., Aubrey-Smith, F., Alvarez, I., Waterhouse, P., y Ferguson, G. (2024). Professional doctorates reconciling academic and professional knowledge: towards a diffractive re-reading. *Higher Education Research & Development*, 43(7), 1525–1539. <https://doi.org/10.1080/07294360.2024.2339844>

Dill, D. D., & Morrison, J. L. (1985). EdD and PhD research training in the field of higher education: A survey and a proposal. *The Review of Higher Education*, 8(2), 169–186. <https://doi.org/10.1353/rhe.1985.0027>

Estyn. (2022). *The role of the research champions and their development as effective facilitators of research-informed practices in their contexts*. <https://www.estyn.gov.wales/effective-practice/role-research-champions-and-their-development-effective-facilitators-research>

Firestone, W. A., Perry, J. A., Leland, A. S., y McKeon, R.T. (2021). Teaching research and data use in the education doctorate. *Journal of Research on Leadership Education*, 16(1), 81–102. <https://doi.org/10.1177/1942775119872231>

Flint, K. (2011). Some Philosophical Issues Raised by the Current Development of the Doctor of Education in the UK. En T. Fell, K. Flint, y I. Haines (Eds.), *Professional doctorates in the UK 2011*. UK Council for Graduate Education.

Foster, H. A., Chesnut, S., Thomas, J., y Robinson, C. (2023). Differentiating the EdD and the PhD in higher education: A survey of characteristics and trends. *Impacting Education: Journal on Transforming Professional Practice*, 8(1), 18–26. <https://doi.org/10.5195/ie.2023.288>

Green, H., y Powell, S. (2005). *Doctoral Study in Contemporary Higher Education*. Oxford University Press.

Gregory, M. (1995). Implications of the Introduction of the Doctor of Education Degree in British Universities: can the EdD reach parts the PhD cannot? *The Vocational Aspect of Education*, 47(2), 177–188. <https://doi.org/10.1080/0305787950470206>

Guthrie, J. W. (2009). The Case for a Modern Doctor of Education Degree (Ed.D.): Multipurpose Education Doctorates No Longer Appropriate. *Peabody Journal of Education*, 84(1), 3–8. <https://doi.org/10.1080/01619560802679526>

Hawkes, D., y Taylor, S. (2014). So who wants to do an EdD anyway? Evidence from the Institute of Education EdD completions 1996–2013. *Work Based Learning e-Journal International*, 4(1), 1–10.

Hawkes, D., y Taylor, S. (2016). Redesigning the EdD at UCL Institute of Education: Thoughts of the Incoming EdD Program Leaders. En V. A. Storey (Ed.), *International Perspectives on Designing Professional Practice Doctorates* (pp. 115–125). Palgrave Macmillan. <https://doi.org/10.1057/9781137527066_7>

Hawkes, D., y Yerrabati, S. (2018). A systematic review of professional doctorates. *London Review of Education*, 16(1), 10–27. <https://doi.org/10.18546/LRE.16.1.03>

HESA. (2024). *Who's studying in HE?* <https://www.hesa.ac.uk/data-and-analysis/students/whos-in-he>

Hoddell, S. (2002). *Professional Doctorates*. UK Council for Graduate Education.

Hodgkin, K., Davis, S., McInch, A., y Littlewood, J. (2024). Exploring the 'learner journey' of students undertaking a professional doctorate in Wales. *Research in Post-Compulsory Education*, 29(3), 408–427. <https://doi.org/10.1080/13596748.2024.2371647>

Holland, R.C. (2017). *A Qualitative Study of the Curricula For the Doctor of Education (EdD) Degree In Higher Education Programs* [Tesis doctoral, The University of Southern Mississippi].

Johansson, C., y Yerrabati, S. (2017). A review of the literature on professional doctorate supervisory styles. *Management in Education, 31*(4), 166–171. <https://doi.org/10.1177/0892020617734821>

Jones, M. (2018). Contemporary trends in professional doctorates. *Studies in Higher Education, 43*(5), 814–825. <https://doi.org/10.1080/03075079.20 18.1438095>

Katz, J., y Hartnett, R. T. (1976). *Scholars in the Making: the development of graduate and professional students.* Cambridge.

Kearney, M. L., y Lincoln, D. (2018). The modern doctorate: purposes, form and pedagogy. *Studies in Higher Education, 43*(5), 807–808. <https://doi.org/10.1080/03075079.2018.1436421>

Kehm, B. M. (2020). Reforms of doctoral education in Europe and diversification of types. En S. Cardoso, O. Tavares, C. Sin, y T. Carvalho (Eds.), *Structural and institutional transformations in doctoral education: Social, political and student expectations* (pp. 85–104). Palgrave McMillan.

Kehm, B. M., Freeman, R. P. J., y Locke, W. (2018). Growth and Diversification of Doctoral Education in the United Kingdom. En J. Shin, B. Kehm, y G. Jones (Eds.), *Doctoral Education for the Knowledge Society. Knowledge Studies in Higher Education* (pp. 105–121). Springer. <https://doi.org/10.1007/978–3-319–89713–4_7>

Kemp, S. (2004). Professional doctorates and doctoral education. *International Journal of Organisational Behaviour, 7*(4), 401–410.

Kendzior, S. (2015). *Academia's 1 percent. Chronicle of Higher Education.* <https://chroniclevitae.com/news/929-academia-s-1-percent>

Kerlinger, F. N. (1965). The EdD and the PhD. *Teachers College Record, 66*(5). <https://doi.org/10.1177/016146816506600050>

Kot, F. C., y Hendel, D. D. (2012). Emergence and growth of professional doctorates in the United States, United Kingdom, Canada and Australia: a comparative analysis. *Studies in Higher Education, 37*(3), 345–364. <https://doi.org/10.1080/03075079.2010.516356>

Levine, A. (2005). *Educating school leaders. The Education Schools Project.* <www.edschools.org/pdf/Embargoed_Report_050315.pdf>

Lindsay, H., Kerawalla, L., y Floyd, A. (2018). Supporting researching professionals: EdD students' perceptions of their development needs. *Studies in Higher Education*, 43(12), 2321–2335. <https://doi.org/10.1080/0 3075079.2017.1326025>

Ma, V. W., Dana, N. F., Adams, A., y Kennedy, B. L. (2018). Understanding the problem of practice: An analysis of professional practice EdD dissertations. *Impacting Education: Journal on Transforming Professional Practice*, 3, 13–22. <https://doi.org/10.5195/ie.2018.50>

MacLennan, H., Piña, A., y Gibbons, S. (2018). Content analysis of DBA and PhD dissertations in business. *Journal of Education for Business*, 93(4), 149–154. <https://doi.org/10.1080/08832323.2018.1438983>

Maxwell, T. W., y Kupczyk-Romanchuck, G. (2007). The Professional Doctorate: Defining the portfolio as a legitimate alternative to the dissertation. *Innovations in Education and Teaching International*, 46(2), 135–145. <https://doi.org/10.1080/14703290902843760>

Maxwell, T.W., y Shanahan, P. J. (1997). Towards a reconceptualisation of the doctorate: issues arising from comparative data relating to the EdD degree in Australia. *Studies in Higher Education*, 22(2), 133–150. <https://doi.org/10.1080/03075079712331381004>

Mellors-Bourne, R., Robinson, C., y Metcalfe, J. (2016). *Provision of Professional Doctorates in English HE Institutions*. Careers Research and Advisory Centre.

National Careers Service. (2024). *Clinical Psychologist*. <https://nationalcareers. service.gov.uk/job-profiles/clinical-psychologist>

Nelson, J. K., y Coorough, C. (1994). Content analysis of the PhD versus EdD dissertation. *The Journal of Experimental Education*, 62(2), 158–168. <https://doi.org/10.1080/00220973.1994.9943837>

Perry, J. A. (2012). To Ed.D. or not to Ed.D.? *Phi Delta Kappan*, 94(1), 41–44. <https://doi.org/10.1177/003172171209400108>

Perry, J. A. (2023). *Challenges in (Re) designing EdD Programs: Supporting Change with Learning Cases*. Myers Education Press.

Perry, J. A., Zambo, D., y Abruzzo, E. (2020). Faculty leaders challenges and strategies in redesigning EdD programs. *Impacting Education: Journal on Transforming Professional Practice*, 5(1). <https://doi.org/10.5195/ie.2020.143>

Perry, J. A., Zambo, D., y Wunder, S. (2015). Understanding how schools of education have redesigned the doctorate of education. *Journal of School Public Relations, 36*(1), 58–85. <https://doi.org/10.3138/jspr.36.1.58>

Poole, B. (2012). *Perspectives on the EdD from Academics at English Universities* [Tesis doctoral, University of Bath].

Powell, S., y Long, E. (2005). *Professional doctorate awards in the UK*. UK Council for Graduate Education.

QAA. (2020). *Characteristics statement: Doctoral degree.* <https://www.qaa.ac.uk/docs/qaa/quality-code/doctoral-degree-characteristics-statement-2020.pdf>

QAA. (2024). *The frameworks for higher education qualifications of UK degree awarding bodies.* <https://www.qaa.ac.uk/docs/qaa/quality-code/the-frameworks-for-higher-education-qualifications-of-uk-degree-awarding-bodies-2024.pdf?sfvrsn=3562b281_11>

Robinson, C. (2018). The landscape of professional doctorate provision in English higher education institutions: Inconsistencies, tensions and unsustainability. *London Review of Education, 16*(1), 90–103. <https://doi.org/10.18546/LRE.16.1.09>

Ruano-Borbalan, J. C. (2022). Doctoral education from its medieval foundations to today's globalisation and standardisation. *European Journal of Education, 57*(3), 367–380. <https://doi.org/10.1111/ejed.12522>

Scott, D., Brown, A., Lunt, I., y Thorne, L. (2004). *Professional Doctorates: Integrating professional and academic knowledge.* Open University Press.

Shulman, L. S., Golde, C. M., Bueschel, A. C., y Garabedian, K. J. (2006). Reclaiming education's doctorates: A critique and a proposal. *Educational Researcher, 35*(3), 25–32. <https://doi.org/10.3102/0013189X035003025>

Simpson, R. (2009). *The development of the PhD degree in Britain, 1917–1959 and since: an evolutionary and statistical history in higher education.* Edwin Mellen Press.

Souto-Otero, M., García-Álvarez, J., y Santos Rego, M. A. (2023). Subject choice motivation and students' conceptions of employability: thin and thick. *British Journal of Sociology of Education, 44*(4), 606–630. <https://doi.org/10.1080/01425692.2023.2203364>

Taylor, N., y Maxwell, T. W. (2004). Enhancing the relevance of a professional doctorate: the case of the doctor of education degree at the University of New England. *International Journal of Work-Integrated Learning*, *5*(1), 60. <https://rune.une.edu.au/web/handle/1959.11/3720>

Taylor, S. (2018). The UCL EdD: An apprenticeship for the future educational professional? *London Review of Education*, *16*(1), 104–120. <https://doi.org/10.18546/LRE.16.1.10>

Taylor, S., y Wisker, G. (2023). The changing landscape of doctoral education in the UK. *Innovations in education and teaching international*, *60*(5), 759–774. <https://doi.org/10.1080/14703297.2023.2237943>

Thomas, J. W., y Foster, H. A. (2023). The educational professional doctorate as an American creation in perspective. *American Educational History Journal*, *50*(1), 83–99. <https://eric.ed.gov/?q=source%3A%22 American+Educational+History+Journal%22&ff1=souAmerican+ Educational+History+Journal&id=EJ1403268>

UCL. (2024). *Curriculum, Pedagogy and Assessment EdD*. <https:// www.ucl.ac.uk/prospective-students/graduate/research-degrees/ curriculum-pedagogy-and-assessment-edd/2024>

Vucetic, S. (2011). *The Anglosphere: A Genealogy of a Racialized Identity in International Relations*. Stanford University Press.

Walker, D. W., y Haley-Mize, S. (2012). Content analysis of PhD and EdD dissertations in special education. *Teacher Education and Special Education*, *35*(3), 202–211. <https://doi.org/10.1177/0888406411431168>

Wellington, J., y Sikes, P. (2006). A Doctorate in a Tight Compartment': Why do Students Choose a Professional Doctorate and what Impact does it have on their Personal and Professional Lives? *Studies in Higher Education*, *31*(6), 723–734. <https://doi.org/10.1080/03075070601004358>

Wergin, J. (2011). Rebooting the EdD. *Harvard Educational Review*, *81*(1), 119–140. <https://aura.antioch.edu/facarticles/50/>

7. Alineando la excelencia de los programas de doctorado en educación: criterios del ESG (European Standards and Guidelines for Quality Assurance in the European Higher Education Area) y en las agencias de calidad

Eva María Olmedo Moreno
Universidad de Granada

Introducción

En el contexto de la Educación Superior, la búsqueda de la excelencia académica se ha convertido en un imperativo global que impulsa la evolución constante de los programas educativos, especialmente a nivel de doctorado. Este capítulo se centra en los programas de doctorado de educación, analizando cómo la normativa europea y las directrices regionales convergen para establecer un marco riguroso de calidad. La actualización y comparación de los Reales Decretos 99/2011 y 576/2023 nos proporcionan una perspectiva clara sobre los cambios en cuanto a las expectativas y los criterios de calidad, mientras que la integración de los European Standards and Guidelines (ESG, en adelante) ofrece un enfoque estandarizado a la calidad educativa en el Espacio Europeo de Educación Superior. Este análisis es vital para entender no solo los criterios que se deben cumplir, sino también los mecanismos de supervisión y evaluación que las agencias de calidad regionales implementan para garantizarlos.

A lo largo de este análisis, se explorará cómo los programas de doctorado pueden alcanzar y mantener estándares de excelencia después de una década de prácticas evaluativas, no solo respondiendo a los ESG2015, sino que también acercándose a las competencias de investigación propuestas desde la Comisión Europea en su informe *ResearchComp* (2023). Al final de este recorrido, esperamos proporcionar una comprensión exhaustiva y práctica de cómo los programas de doctorado en educación superan los procesos de garantía de la calidad internos y externos, y las aproximaciones a los desafíos contemporáneos y tendencias futuras en materia de garantía de calidad orientadas, entre otras cuestiones, al logro de una inserción laboral diversificada y eficaz.

1. Profundización en la implementación de los ESG2015

Resulta esencial analizar el marco proporcionado por los *Criterios y directrices para la garantía de calidad en el Espacio Europeo de Educación Superior* (ESG), adoptados en Bergen en 2005 a propuesta del Grupo E4, y revisados en 2015 (ESG2015, en adelante). Este marco, promovido por actores como European Association for Quality Assurance in Higher Education (ENQA), European Students' Union (ESU), European University Association (EUA), European Association of Institutions in Higher Education (EURASHE), Business Europe (BU) y European Quality Assurance Register for Higher Education (EQAR), ha desempeñado un papel crucial en la estandarización de la calidad educativa en Europa. Entre 2012 y 2015, los ESG fueron objeto de una revisión exhaustiva. La versión actual de los ESG fue adoptada por los gobiernos del EEES en su reunión ministerial en Ereván, en mayo de 2015 (ANECA, 2015).

La aplicación de los ESG2015 facilita la confianza mutua entre las agencias de garantía de calidad y previene la legitimación de prácticas dudosas. La creación de la base de datos de resultados de garantía de calidad externa (DEQAR) ha permitido un acceso más eficiente a informes y resoluciones sobre los programas, junto con el Registro Europeo de Garantía de la Calidad en la Educación Superior (EQAR). Siendo el órgano de inscripción oficial de entidades que han evidenciado su acatamiento significativo del marco común para la garantía de calidad establecido por los cuarenta y ocho países integrantes del Espacio Europeo de Educación Superior (EEES).

El cumplimiento de las ESG2015 ha simplificado la identificación de las decisiones de garantía de calidad y minimizado las posibilidades de que las "fábricas de acreditación" adquieran credibilidad.

En una aproximación hacia la finalidad de los ESG2015, se puede afirmar que representan un grupo de normas y pautas para garantizar la calidad en la educación universitaria. Los ESG2015, por tanto, no son indicadores para determinar la calidad, no definen la implementación de los procesos de garantía de calidad, sino que sirven como guía, abarcando los aspectos esenciales para una propuesta de calidad y ambientes de aprendizaje gratificantes para la educación superior. Por ello, lo que tratan de hacer es garantizar la calidad vinculada a la enseñanza y el aprendizaje en la educación universitaria, además de las relaciones relevantes con la investigación y la innovación. Se aplican a toda la educación universitaria que se ofrece en el EEES, sin importar el método de estudio o el lugar de enseñanza, incluyendo a los programas de doctorado.

El aseguramiento de la calidad debe garantizar un entorno de aprendizaje en el que el contenido de los programas, las oportunidades de aprendizaje y los recursos se ajusten a sus fines (ANECA, 2015). El concepto de "aseguramiento de calidad" alude a todas las personas que forman parte de una institución, ya sean internas (estudiantes, personal educativo y de gestión) o externas (empleadores y asociados). Lo fundamental de todas las actividades de aseguramiento de la calidad es su doble propósito de responsabilidad y mejora: proporcionará información para dar confianza a la institución de educación superior y al público sobre la calidad de las actividades de dicha institución (responsabilidad); así mismo, proporcionará asesoramiento y recomendaciones sobre cómo se puede perfeccionar lo que está haciendo (ANECA, 2015). Los estándares para garantizar la calidad se han segmentado en tres secciones: garantiza internamente la calidad; garantiza externamente la calidad; entidades de garantía de calidad.

Sin embargo, es importante considerar que las tres partes están intrínsecamente interconectadas y en su totalidad constituyen el fundamento de un marco europeo de garantía de calidad. A continuación (véase Figura 1), se detallan los criterios para el aseguramiento de la calidad, tal y como aparecen en el documento publicado por la ANECA (2015).

Parte 1: Criterios para el aseguramiento interno de la calidad

1.1. Política de aseguramiento de la calidad
Las instituciones deben contar con una política de garantía de la calidad que se haga pública y forme parte de su gestión estratégica. Las partes interesadas internas deben desarrollar y aplicar esta política a través de estructuras y procesos adecuados, con la participación de las partes interesadas externas.

1.2. Diseño y aprobación de programas
Las instituciones deben tener procesos para el diseño y la aprobación de sus programas. Los programas se deben diseñar de manera que cumplan los objetivos establecidos para los mismos, incluyendo los resultados esperados del aprendizaje. La cualificación que resulte de un programa se debe comunicar y especificar claramente y hacer referencia al nivel exacto del marco nacional de cualificaciones de educación superior y, por consiguiente, al Marco de Cualificaciones del Espacio Europeo de Educación Superior.

1.3. Enseñanza, aprendizaje y evaluación centrados en el estudiante
Las instituciones deben asegurarse de que los programas se impartan de manera que animen a los estudiantes a participar activamente en la creación del proceso de aprendizaje y de que la evaluación de los estudiantes refleja este enfoque.

Figura 1: *Criterios para el aseguramiento de la calidad de ANECA (2015).*

1.4. Admisión, evolución, reconocimiento y certificación de los estudiantes
Las instituciones deben aplicar de manera consistente normas preestablecidas y publicadas que abarquen todas las fases del "ciclo de vida" de los estudiantes, por ejemplo, admisión, progreso, reconocimiento y certificación de los estudiantes.

1.5. Personal docente
Las instituciones deben asegurar la competencia de sus profesores. Asimismo, deben utilizar procesos justos y transparentes para la contratación y el desarrollo de su personal.

1.6. Recursos para el aprendizaje y apoyo a los estudiantes
Las instituciones deben contar con una financiación suficiente para desarrollar las actividades de enseñanza y aprendizaje y asegurarse de que se ofrece a los estudiantes apoyo y recursos de aprendizaje suficientes y fácilmente accesibles.

1.7. Gestión de la información
Las instituciones deben asegurarse de que recopilan, analizan y usan la información pertinente para la gestión eficaz de sus programas y otras actividades.

1.8. Información pública
Las instituciones deben publicar información clara, precisa, objetiva, actualizada y fácilmente accesible sobre sus actividades y programas.

1.9. Seguimiento continuo y evaluación periódica de los programas
Las instituciones deben hacer seguimiento y evaluar periódicamente sus programas para garantizar que logran sus objetivos y responden a las necesidades de los estudiantes y de la sociedad. Dichas evaluaciones deben dar lugar a una mejora continua del programa. Como consecuencia de lo anterior, cualquier medida prevista o adoptada, debe comunicarse a todos los interesados.

1.10 Aseguramiento externo de la calidad cíclico
Las instituciones deben someterse a un proceso de aseguramiento externo de la calidad de naturaleza cíclica y en línea con los ESG.

Parte 2: Criterios para el aseguramiento externo de la calidad

2.1 Importancia del aseguramiento interno de la calidad
El aseguramiento externo de la calidad debe estar orientado a la eficacia de los procesos de aseguramiento interno de la calidad que se describen en la Parte 1 de los ESG.

2.2 Diseño de metodologías adecuadas a sus fines
El aseguramiento externo de la calidad se debe definir y diseñar específicamente para garantizar la adecuación al logro de sus fines y objetivos propuestos, al tiempo que tiene en consideración la normativa en vigor. Los grupos de interés deben participar en su diseño y en su mejora continua.

Figura 1 (continuado)

2.3 Implantación de procesos
Los procesos de aseguramiento externo de la calidad deben ser fiables y útiles, han de estar definidos previamente, deben implantarse de forma consistente y han de ser públicos. Estos procesos incluyen los siguientes elementos:

· una autoevaluación o equivalente;
· una evaluación externa que normalmente incluye una visita externa;
· un informe derivado de la evaluación externa;
· un seguimiento sistemático.

2.4 Pares evaluadores
Los procesos de aseguramiento externo de la calidad deben llevarse a cabo por grupos de pares evaluadores que incluyan uno o varios estudiantes.

2.5 Criterios para fundamentar los resultados
Estos o, si se prefiere, los juicios derivados del aseguramiento externo de la calidad deben basarse en criterios explícitos y públicos que se aplican de manera sistemática, con independencia de que el proceso dé lugar a una decisión formal.

2.6 Informes
Los informes detallados de los expertos deben hacerse públicos de manera clara y accesible tanto a la comunidad académica como a los socios externos o a cualquier otra persona interesada. Si la agencia toma una decisión formal basada en los informes, la decisión debe publicarse de manera conjunta con el informe.

2.7 Reclamaciones y recursos
Los procesos de reclamaciones y recursos deben definirse de manera clara como parte del diseño de los procesos de aseguramiento externo de la calidad y deben comunicarse a las instituciones.

Parte 3: Criterios para las agencias de aseguramiento externo de la calidad

3.1 Actividades, política y procesos de aseguramiento de la calidad
Las agencias deben llevar a cabo actividades de aseguramiento externo de la calidad de manera regular según se define en la Parte 2 de los ESG. Deben tener metas y objetivos claros y explícitos que formen parte de su declaración de la misión y que estén disponibles de forma pública. Las metas y objetivos se deben trasladar al trabajo diario de la agencia. Las agencias deben asegurarse de que las partes interesadas participan en su gestión y trabajo.

3.2 Estatus oficial
Las agencias deben ser independientes y actuar de manera autónoma. Deben ser las únicas responsables de su funcionamiento y de los resultados de sus operaciones, sin la influencia de terceros.

Figura 1 (continuado)

3.4 Análisis temáticos
Las agencias deben publicar con regularidad informes que describan y analicen las conclusiones generales de sus actividades de aseguramiento externo de la calidad.

3.5 Recursos
Las agencias deben disponer de recursos suficientes y apropiados, tanto humanos como financieros, para llevar a cabo su trabajo.

3.6 Aseguramiento interno de la calidad y ética profesional
Las agencias deben disponer de procesos de aseguramiento interno de la calidad relacionados con la definición, el aseguramiento y la mejora de la calidad e integridad de sus actividades.

3.7 Evaluación externa cíclica de las agencias
Las agencias deben someterse a una evaluación externa, al menos una vez cada cinco años para demostrar el cumplimiento de los ESG.

Figura 1 (continuado)

Centrándonos en los programas de doctorado, la estructura y el lenguaje utilizado en las memorias de verificación y de seguimiento deben estar en consonancia con estos estándares y pautas para la garantía de calidad en el Espacio Europeo de Educación Superior (*Standards and Guidelines for Quality Assurance in the European Higher Education Area*, ESG). Estos serán la guía para los sistemas internos de garantía de calidad (SIGC) (véase Tabla 1) y para los sistemas externos de calidad. Así se refuerza la fe de la sociedad en la rigurosidad y solidez de los títulos universitarios, se promueve su constante mejora, se fortalece la capacidad de empleabilidad y la incorporación laboral digna y de calidad de los graduados, además de promover el reconocimiento internacional de los títulos universitarios españoles y el avance de títulos conjuntos internacionales.

Tabla 1: *Dimensiones del Programa de Doctorado y Criterios ESG aplicables*

Dimensiones en las que se estructura el programa de doctorado	Criterios ESG
[1] Descripción del programa de doctorado	1.2. Diseño y aprobación de programas
[2] Competencias	
[3] Acceso y admisión de estudiantes	1.4. Admisión, evolución, reconocimiento y certificación de los estudiantes

Dimensiones en las que se estructura el programa de doctorado	Criterios ESG
[4] Actividades formativas	1.3. Enseñanza, aprendizaje y evaluación centrados en el estudiante
[5] Organización del programa	
[6] Recursos humanos	1.5. Personal docente
[7] Recursos materiales y apoyo disponible para los doctorandos	1.6. Recursos para el aprendizaje y apoyo a los estudiantes
[8] Revisión, mejora y resultados del programa	1.1. Política de aseguramiento de la calidad
	1.9. Seguimiento continuo y evaluación periódica de los programas
	1.7. Gestión de la información
	1.8. Información pública
	1.10 Aseguramiento externo de la calidad cíclico

Fuente: Protocolo de Evaluación para la Verificación y Modificación de los Programas de las enseñanzas oficiales de Doctorado. REACU de 3 febrero de 2022

Como se ha indicado anteriormente, la implementación de estos ESG2015 a los programas desarrollados por todos los países de la UE, en los tres niveles indicados, ha brindado una oportunidad de consenso nunca vista en términos de calidad de los programas. No obstante, esta implementación ha generado interrogantes respecto a la uniformidad de procesos, motivo por el cual en 2020 se publica la "Aplicación e Interpretación de los ESG para el Registro Europeo de Agencias de Calidad Universitaria" (EQAR, 2020). Actúa como un marco de referencia que proporciona explicaciones para asistir a las agencias, a los grupos de revisión y al Comité de Registro en la interpretación de las regulaciones. Es el marco que define cómo el Comité del Registro EQAR emplea los informes de revisión externa y toma una resolución fundamentada, equitativa y consistente.

Desde que se implementaron los ESG2015, hace casi diez años, este proceso ha representado uno de los retos más significativos para el sistema universitario. Esto no solo ha transformado la percepción de la garantía de calidad y su medición en términos de criterios, sino que también ha enfrentado una intensa resistencia de ciertos sectores del ámbito académico, quienes ven la aplicación de los ESG2015 como una carga añadida y una evaluación externa que podría poner en riesgo la autonomía y la contextualización necesaria de los programas, en este caso, los programas de doctorado en educación.

1.1. El caso de los programas conjuntos de programas de doctorado: una apuesta estratégica

Aunque es un caso específico de titulaciones, que en el contexto español no se ha explorado demasiado, ya desde 2015 en el Comunicado de Ereván es donde se adoptan las bases para los programas de doctorado conjuntos (*European Approach for Quatily Assurance of Joint Programmes*), con base en los ESG2015, y diseñados e implementados por dos o más instituciones de Educación Superior europeas. La finalidad es alcanzar un verdadero Espacio Europeo de Educación Superior (EEES) y un Espacio Europeo de Investigación (ERA, en adelante). Estos programas conjuntos además tienen un sistema de acreditación único, de manera, que se reducen los esfuerzos de las instituciones en cuanto al cumplimiento de los ESG (REACU, 2022). En el contexto español, ya en su RD 822/2021 art 5.5. se indica que se puede solicitar la verificación de un plan de estudios conjunto, diseñado entre una o más universidades españolas y una universidad extranjera o varias universidades extranjeras, conducentes a un título oficial, entre los que se encuentra el doctorado.

Para garantizar la calidad de estos programas de doctorado en educación conjuntos, se deben de describir todas las actividades que forman parte del ciclo de mejora continua. La garantía de calidad interna está intrínsecamente interrelacionada con la garantía de calidad externa y las agencias de garantía de calidad así pondrán en marcha procedimientos que lo aseguren alineando los ESG2015 y los criterios del EA (véase la Tabla 2).

Tabla 2: *Equivalencia entre los ESG2015 y los criterios del Enfoque Europeo (EA): Calidad interna y Evaluación Externa*

ESG2015	European Approach for Quatily Assurance of Joint Programmes
1.2. Diseño y aprobación de programas	2. Resultados del aprendizaje 3. Programa de estudios
1.4. Admisión, evolución, reconocimiento y certificación de los estudiantes	4. Admisión y reconocimiento

ESG2015	*European Approach for Quatily Assurance of Joint Programmes*
1.3. Enseñanza, aprendizaje y evaluación centrados en el estudiante	5. Aprendizaje, enseñanza y evaluación
1.6. Recursos para el aprendizaje y apoyo a los estudiantes	6. Apoyo al estudiantado
1.5. Personal docente 1.6. Recursos para el aprendizaje y apoyo a los estudiantes	7. Recursos
1.8. Información pública	8. Transparencia y documentación
1.1. Política de aseguramiento de calidad 1.7. Gestión de la información 1.9. Seguimiento continuo y evaluación periódica de los programas 1.10. Aseguramiento externo de la calidad cíclico	9. Aseguramiento de la calidad 10. Periodicidad
2.3. Implantación de procesos 2.4. Pares evaluadores	11. Informe de autoevaluación/ Seguimiento 12. Panel de evaluación 13. Visita 14. Informe de evaluación
2.5. Criterios	15. Resultado de informe de evaluación
2.6. Informes	16. Publicación
2.7. Reclamaciones y recursos	17. Reclamaciones y recursos

Fuente: Elaboración propia, adaptación de la propuesta ImpEA (<https://impea.eu/guide-for-qa-procedure/>)

En este contexto, las partes interesadas internas deben desarrollar e implementar esta política a través de estructuras y procesos apropiados, al tiempo que involucran a las partes interesadas externas (ImpEA, 2022). El proceso debe de ser un sistema continuo e informado por las partes de cada acción planificada o adoptada como resultado del seguimiento interno y de la evaluación externa.

2. Procesos alineados con los ESG para la garantía de la calidad en los programas de doctorado de educación

El Real Decreto (RD) 822/2021, de 28 de septiembre, por el que se establece la organización de las enseñanzas universitarias y del procedimiento de aseguramiento de su calidad, recoge que los planes de estudio conducentes a la obtención de títulos oficiales (grado, máster universitario y doctorado) serán verificados por el Consejo de Universidades, siendo la Agencia Nacional de Evaluación de la Calidad y Acreditación (ANECA, en adelante) o, en su caso, los órganos de evaluación que la Ley de las Comunidades Autónomas determinen, y que cumplan con los criterios y estándares de calidad establecidos por la Comisión Europea, los encargados de evaluar los planes de estudio, de acuerdo con los protocolos de verificación que se establezcan conjuntamente entre las agencias que cumplan el requisito anteriormente mencionado. Los títulos universitarios oficiales, por tanto, deben ser sometidos a procesos de evaluación externa realizados por ANECA en diversas fases. Una fase inicial, antes de la puesta en marcha del título, en la ANECA, mediante el programa VERIFICA, analiza el diseño de este. Una vez implantado el título, ANECA lleva a cabo un seguimiento del progreso de su implantación mediante el programa MONITOR, y una tercera fase donde, tras finalizar su implantación, los títulos deben someterse a un proceso anual de renovación de su acreditación para preservar su estatus de título oficial. En la etapa más reciente, ANECA ha implementado el programa ACREDITA.

La evaluación para la verificación considerará principalmente los factores que certifiquen la solidez de los equipos de investigación involucrados en el Programa de Doctorado de Educación y el correcto desarrollo de la educación de los doctorandos. Esta evaluación debe ser utilizada para confirmar que el programa de doctorado cuenta con una masa crítica con los recursos humanos y materiales necesarios para generar, en el plazo previsto, un número razonable de tesis doctorales con un impacto y calidad apropiados a su entorno científico, y para asegurar que la empleabilidad de los doctores graduados se ajuste a su preparación.

De acuerdo con lo establecido en el citado Real Decreto, ANECA conjuntamente con las Agencias de Calidad Universitaria ha elaborado protocolos de evaluación para la verificación de títulos universitarios de grado y máster y doctorado. En estos protocolos se indica la dinámica del proceso de verificación y la de trabajo de la Comisión Específica de Doctorado (véase la Figura 2).

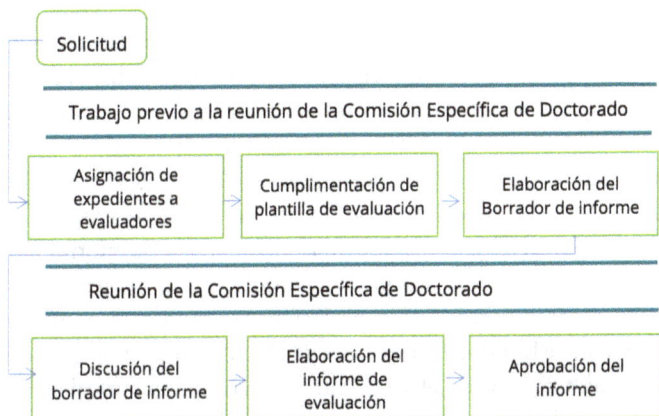

Figura 2: *Descripción de la dinámica de trabajo de la Comisión Específica de Doctorado.*
Fuente: Estructura y funcionamiento de las Comisiones que evalúan Enseñanzas Oficiales de Doctorado. División de Evaluación de Enseñanzas e Instituciones (ANECA, 2020).

Por otro lado, la legislación establece la periodicidad y los agentes encargados de realizar la *renovación de la acreditación.* Este proceso cuenta con un proceso específico (véase la Figura 3).

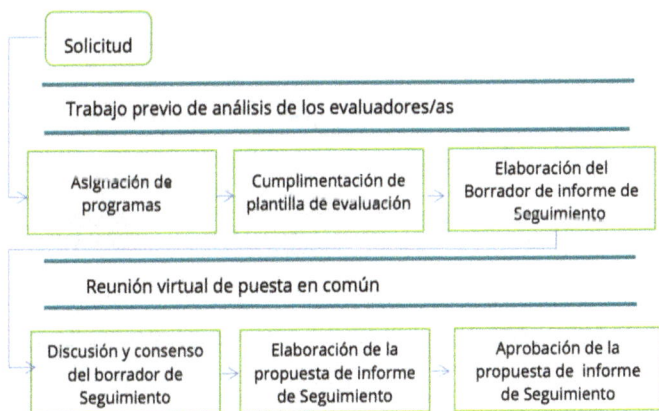

Figura 3: *Dinámica de evaluación. Proceso de seguimiento.*
Fuente: Estructura y funcionamiento de las Comisiones que evalúan Enseñanzas Oficiales de Doctorado. División de Evaluación de Enseñanzas e Instituciones (ANECA, 2020).

En ambos procesos de *verificación y de renovación de la acreditación*, para garantizar el rigor del proceso de evaluación en todas sus fases, existen dos tipos de comisiones: comisiones de evaluación y comisiones de emisión de informes.

Las comisiones de evaluación se organizan por ramas de conocimiento (artes y humanidades, ciencias, ciencias de la salud, ciencias sociales y jurídicas e ingeniería y arquitectura) y realizan la evaluación de las propuestas de las universidades a partir de las cuales la comisión de emisión de informes emite sus dictámenes. Estas comisiones son plurales y están integradas por un presidente, especialistas del ámbito académico, profesionales, estudiantes y un secretario.

La Comisión de Emisión de Informes de Doctorado (CEID) será nombrada por la Dirección de la ANECA y realizará la revisión transversal de los informes por universidades y de la comisión de evaluación, para realizar el informe final y transmitirlo a las universidades, y estas, a su vez, a los responsables de los programas (véase Figura 4).

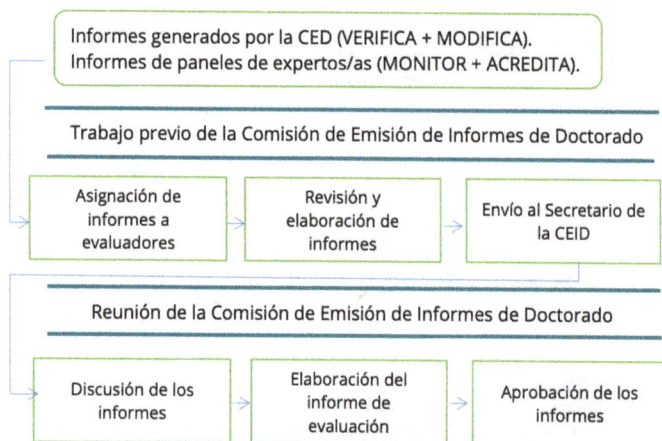

Figura 4: *Dinámica de trabajo de la CEID.*
Fuente: Estructura y funcionamiento de las Comisiones que evalúan Enseñanzas Oficiales de Doctorado. División de Evaluación de Enseñanzas e Instituciones (ANECA, 2020).

En relación con lo anterior, el cumplimiento de los ESG2015 en los programas de doctorado de educación en España se refleja en los procesos de evaluación regulados por ANECA y otras agencias regionales. Por consiguiente, se establecen procesos asumidos por comisiones, conformadas por cada agencia, en cuanto a su actuación en el nivel de evaluación interna o evaluación externa.

2.1. Las agencias de calidad vinculadas a los programas de doctorado de ciencias de la educación

Varios países utilizan el EQAR como referencia en su legislación nacional para reconocer a las agencias de garantía externa de calidad y sus resultados. Estos marcos jurídicos, por ejemplo, ofrecen a las instituciones de enseñanza superior la posibilidad de identificar por sí mismas la agencia de garantía de calidad registrada que mejor se adapte al perfil de la institución y satisfaga sus necesidades individuales de garantía de calidad externa.

La Red Española de Agencias de Calidad Universitaria (REACU) está formada por ANECA y las agencias de calidad de las comunidades autónomas, para facilitar la colaboración y contribuir al establecimiento de referentes comunes. Las agencias regionales son las siguientes:

- *AQU Catalunya (Agència per a la Qualitat del Sistema Universitari de Catalunya)*: esta es la agencia de calidad para el sistema universitario en Cataluña. Su misión es promover y evaluar la calidad en las universidades catalanas. AQU Catalunya se encarga de la evaluación, la acreditación y la certificación de titulaciones y de la actividad del profesorado universitario en Cataluña.
- *ACSUCYL (Agencia para la Calidad del Sistema Universitario de Castilla y León)*: esta agencia trabaja en la evaluación, acreditación y certificación de la calidad en el sistema universitario de Castilla y León. Se encarga de asegurar la calidad de las instituciones de educación superior y de sus programas en esta comunidad autónoma.
- *ACPUA (Agencia de Calidad y Prospectiva Universitaria de Aragón)*: encargada de evaluar, acreditar y certificar la calidad de las universidades y sus programas en Aragón. La ACPUA también se ocupa de la prospectiva universitaria, ofreciendo análisis y estudios para el desarrollo futuro del sistema universitario en la región.
- *ACSUG (Agencia para la Calidad del Sistema Universitario de Galicia)*: esta agencia evalúa, acredita y certifica la calidad de las instituciones y programas de educación superior en Galicia, contribuyendo al desarrollo y mejora de la calidad en el ámbito universitario gallego.

- *ACCUA (Agencia para la Calidad Científica y Universitaria de Andalucía)*: se ocupa de las tareas de evaluación, acreditación y certificación en Andalucía, con el objetivo de garantizar y mejorar continuamente la calidad de la educación superior en esta comunidad.
- *ACCUEE (Agencia Canaria de Calidad Universitaria y Evaluación Educativa)*: esta agencia tiene como objetivo evaluar, certificar y acreditar la calidad de las instituciones educativas y los programas académicos en el ámbito de la comunidad autónoma de Canarias. Sus actividades son fundamentales para garantizar la mejora continua y la adaptación de la educación superior a los estándares nacionales e internacionales de calidad.
- *AQUIB (Agència de Qualitat Universitària de les Illes Balears)*: esta agencia es responsable de la promoción y evaluación de la calidad en las universidades de las islas Baleares. Su función incluye la evaluación de programas y titulaciones, así como la acreditación del profesorado, contribuyendo así al desarrollo y reconocimiento de la calidad educativa en la región.
- *AVAP (Agencia Valenciana d'Avaluació i Prospectiva)*: ubicada en la Comunidad Valenciana, esta agencia se encarga de la evaluación, acreditación y prospectiva de las instituciones y programas universitarios. AVAP juega un papel crucial en la planificación y desarrollo a largo plazo de la educación superior en la región, asegurando que se mantengan los estándares de calidad y se promueva la innovación educativa.
- *Fundación para el Conocimiento madri+d*: Sección de Evaluación, Certificación y Acreditación de la Calidad de la Enseñanza Superior de la Fundación para el Conocimiento madri+d.
- *UNIBASQ (Euskal Unibertsitate Sistemar en Kalitate Agentzia)*: situada en el País Vasco, esta agencia se dedica a la garantía de calidad del sistema universitario vasco. Sus actividades incluyen la evaluación y acreditación de programas y titulaciones, así como la certificación del profesorado, asegurando que la educación superior en el País Vasco cumpla con los más altos estándares de excelencia y calidad.

Estas agencias son parte de un sistema integrado de evaluación que asegura que las instituciones de educación superior en España mantengan un nivel adecuado de calidad en su oferta educativa. El objetivo de reconocer a las agencias confiables es incrementar la confianza de los alumnos, las instituciones, el sector laboral y la sociedad en su totalidad en la calidad de los programas de educación superior en Europa.

En 2021, con el objetivo de prevenir una potencial "fatiga de evaluación" y el peligro de que el proceso de garantía de calidad se transforme más en un ejercicio burocrático que en algo relevante (como se señala tanto en la evaluación externa de ENQA de sus metodologías de revisión en 2019 como por los participantes en la autoevaluación de EQAR a finales de 2020), se inicia el llamado *Targeted Review*. Se enfoca en los aspectos que necesitan mayor cuidado, pero también incorpora un enfoque de mejora, lo que posibilita a las agencias evidenciar el beneficio y el valor añadido de sus actividades externas de control de calidad para el ámbito de la educación superior. La *Targeted Review* se aplica en aquellas agencias registradas donde todos los cambios sustanciales que se hayan producido desde su última renovación de registro han sido debidamente notificados en el momento de presentar la solicitud. Y se centra en:

a) Las regulaciones que concluyen con un "cumplimiento parcial" en la decisión más reciente de renovación del Comité de Registro (si así fuera).
b) Las regulaciones 2.1 a 2.7 para actividades que hayan comenzado recientemente o que hayan sufrido modificaciones desde la más reciente actualización del registro de la agencia (si así es).
c) Las regulaciones impactadas por otras modificaciones sustanciales (si se aplica).
d) La norma 2.1 desde un enfoque centrado en el perfeccionamiento (siempre).
e) Al menos otra regla, seleccionada por la entidad como área de mejora (siempre).
f) Cualquier otro tema que pueda aparecer durante la revisión (si procede).

Por lo tanto, se trata de una perspectiva de simplificación de los procesos de calidad, que supone la aceleración de los procesos de verificación y renovación de acreditaciones de los programas, incluidos los programas de doctorado de educación.

3. Sistemas y protocolos para la aplicación de los ESG2015: verificación y seguimiento de los títulos desde el RD 99/2011 al RD 576/2023

La legislación en cuanto a los programas de doctorado ha evolucionado desde un enfoque más estático y centrado en la institución hacia un enfoque más dinámico, inclusivo y alineado con estándares y expectativas internacionales. Estos cambios reflejan un esfuerzo por adaptar la Educación Superior a las demandas cambiantes del mundo académico y profesional. Cabe destacar que el RD576/2023 introduce mejoras significativas respecto a su predecesor, el RD 99/2011, al ampliar los criterios de evaluación hacia la internacionalización y la colaboración con sectores externos. Si establecemos una comparación entre ambas normativas, en cuanto los elementos más relevantes (objetivos, criterios de evaluación, procesos de seguimiento y evaluación, y alineación con estándares internacionales), observamos los siguientes puntos críticos.

a. *Objetivos y enfoque general*
   - *RD 99/2011*: establece las condiciones básicas para la regulación de los estudios de doctorado, enfocándose en la estructura y requisitos mínimos que deben cumplir los programas para ser considerados como tales. Su enfoque está más centrado en definir lo que constituye un programa de doctorado adecuado y cómo debe estructurarse.
   - *RD 576/2023*: aunque sigue manteniendo la estructura básica, introduce criterios más específicos y detallados sobre la calidad y la evaluación continua, reflejando un enfoque más dinámico y adaptativo hacia la calidad educativa, posiblemente respondiendo a las exigencias del Espacio Europeo de Educación Superior y los cambios en el mercado laboral y académico.

b. *Criterios de evaluación*
   - *RD 99/2011*: los criterios de evaluación están más orientados a asegurar la adecuada formación académica y profesional de los doctorandos, con énfasis en la capacidad de la institución para ofrecer un entorno de investigación adecuado.
   - *RD 576/2023*: amplía los criterios de evaluación para incluir no solo la calidad académica, sino también la inserción laboral de los doctorandos, la internacionalización del programa, y la cooperación con entidades externas. Esto muestra un interés en no solo formar

académicos, sino también profesionales con competencias de investigación aplicables en diversos contextos laborales, donde la inserción laboral va más allá de las universidades.

c. *Procesos de seguimiento y evaluación*
   - *RD 99/2011:* implementa un sistema de seguimiento regular, pero sin un enfoque exhaustivo en la mejora continua explícita o la adaptación a cambios rápidos en el entorno educativo o profesional.
   - *RD 576/2023:* introduce mecanismos más estructurados y periódicos de evaluación que requieren de revisiones más frecuentes y detalladas, posiblemente incorporando *feedback* de múltiples grupos de interés, incluidos empleadores, exalumnos y entidades académicas internacionales.

d. *Alineación con estándares internacionales*
   - *RD 99/2011*: menos énfasis en la alineación explícita con estándares internacionales, aunque sí se considera la calidad dentro del contexto nacional.
   - *RD 576/2023*: hay un claro impulso por asegurar que los programas de doctorado estén alineados con los estándares internacionales, como los ESG2015, facilitando así una mayor movilidad y reconocimiento internacional de las cualificaciones.

e. *Participación de grupos de interés*
   - *RD 99/2011*: la participación de grupos de interés externos es menos prominente, centrando la evaluación y el seguimiento más en las instituciones y los cuerpos académicos internos.
   - *RD 576/2023*: promueve una participación más activa de grupos de interés externos en los procesos de evaluación, incluyendo la industria y otras entidades académicas, reflejando una visión más holística y colaborativa de la formación doctoral.

En base en estos puntos destacados, podría decirse que con el RD 576/2023 se introducen cambios que reflejan una evolución en la política educativa hacia una mayor calidad, internacionalización y apoyo estudiantil en los programas de doctorado, ajustándose a los desafíos y oportunidades del contexto educativo y laboral.

En síntesis, el RD 576/2023 enfatiza la evaluación y calidad de los programas de doctorado, estableciendo requisitos más rigurosos para la evaluación externa y la composición de los Tribunales de Tesis. Introduce modificaciones que refuerzan los estándares de calidad, como la necesidad de informes externos antes del depósito de tesis doctoral y un tribunal evaluador mayoritariamente externo y equilibrado en género, lo que amplía las exigencias de internacionalización y colaboración externa.

4. Marco Europeo de Competencias para Investigadores ligado a ESCO: aseguramiento de la calidad interna ESG2015 1.3 y externa ESG2015 2.2.

La relación entre los Estándares y Directrices para el Aseguramiento de la Calidad en el Espacio Europeo de Educación Superior y las competencias de investigación expresadas en el documento *ResearchComp* (EU, 2023) es crucial para la calidad de los programas de doctorado en educación. Los ESG2015 proporcionan un marco para asegurar la calidad en la educación superior interna y externa ESG2015 (1.3. Enseñanza, aprendizaje y evaluación centrados en el estudiante; 2.2. Diseño de metodologías adecuadas a sus fines). El *ResearchComp*, por otro lado, se enfoca específicamente en las competencias que los investigadores necesitan desarrollar. La interacción entre ambos puede fortalecer y mejorar significativamente los programas de doctorado en educación en varias maneras clave:

1. *Fomento de la excelencia en investigación*: los ESG2015 enfatizan la importancia de la investigación y la innovación en la educación superior. El *ResearchComp* complementa esto al definir específicamente las competencias que los investigadores deben adquirir para ser efectivos en su campo. Integrar estos dos marcos puede ayudar a los programas de doctorado a diseñar currículos que no solo cumplan con los estándares de calidad, sino que también preparen a los estudiantes para ser investigadores competentes y efectivos en el mundo laboral.

2. *Evaluación y retroalimentación*: uno de los principios de los ESG2015 es la necesidad de sistemas efectivos de evaluación y retroalimentación para asegurar la calidad. *ResearchComp*, con sus descripciones detalladas de competencias a diferentes niveles, proporciona un marco excelente para evaluar el progreso de los investigadores. Esto puede ser utilizado por los programas de doctorado para mejorar sus métodos de evaluación y

asegurar que los estudiantes adquieren unas competencias y resultados de aprendizaje evaluables.

3. *Enseñanza y aprendizaje basados en la investigación*: los ESG2015 subrayan la importancia de la enseñanza que se informa y se renueva a través de la investigación. *ResearchComp* promueve competencias que vinculan directamente la investigación con la enseñanza y la divulgación, alentando a los investigadores a utilizar sus hallazgos para enriquecer sus prácticas docentes y contribuir a la comunidad académica.

Este documento (*ResearchComp*) se enfoca en potenciar las profesiones de investigación y fomentar la atracción de las profesiones de investigación mediante la actualización de la clasificación ESCO (*European Skills, Competences, Qualifications and Occupations*) y la creación de un Marco Europeo de Competencias para Investigadores asociado con ESCO. Enfatiza la relevancia de cultivar competencias transferibles entre los investigadores para potenciar sus trayectorias profesionales y fomentar la actividad de la profesión de investigación tanto en la UE como en los países miembros. El documento también aborda la importancia de capacitación en competencias transferibles y sugiere propuestas para mejorar esta capacitación, promover la movilidad intersectorial y la posibilidad de empleo de los investigadores, y hacer más atractivas las profesiones de investigación. El *ResearchComp* se estructura en tres dimensiones principales:

- *Áreas de Competencia*: incluye siete áreas principales como habilidades cognitivas, investigación, gestión de la investigación, manejo de herramientas de investigación, impacto, trabajo en equipo y autogestión.
- *Competencias*: define 38 competencias específicas.
- *Resultados de Aprendizaje*: proporciona 389 resultados de aprendizaje, distribuidos en cuatro niveles de competencia (fundamental, intermedio, avanzado y experto).

Se lo entiende desde la Comisión Europea como una herramienta voluntaria, donde se definen las siguientes siete áreas competenciales:

1. *Capacidades cognitivas*. Esta sección incluye habilidades como el pensamiento crítico y analítico, resolución de problemas y creatividad,

esenciales para desarrollar enfoques de investigación innovadores, al tiempo que soluciones.

2. *Gestión de la investigación.* Orienta a los investigadores sobre cómo movilizar recursos, gestionar proyectos de manera eficiente, negociar y evaluar el impacto de la investigación. También abarca la promoción de publicaciones de acceso abierto y prácticas de investigación éticas.

3. *Realización de investigaciones.* Se centra en los aspectos prácticos que conlleva hacer investigación, incluyendo el mantenimiento de la pericia disciplinaria, la aplicación de principios éticos y la redacción de documentos de investigación.

4. *Gestión de herramientas de investigación.* Detalla competencias en la gestión de datos de investigación, la promoción de la ciencia ciudadana, la gestión de derechos de propiedad intelectual y la operación de *software* de código abierto.

5. *Crear impacto.* Anima a los investigadores a participar activamente en el proceso de publicación, difundir efectivamente los resultados, involucrarse en la enseñanza y comunicar los hallazgos científicos al público más amplio. También enfatiza el aumento del impacto de la ciencia en la política y la sociedad y promover la innovación abierta.

6. *Trabajo con otros.* Destaca la importancia de interactuar profesionalmente, desarrollar redes, trabajar en equipo, garantizar el bienestar en el trabajo, construir relaciones de mentoría y promover la inclusión y la diversidad.

7. *Autogestión.* Cubre la gestión del desarrollo profesional personal, la demostración de espíritu emprendedor, la planificación de la autoorganización y el manejo del estrés.

Como ya hemos indicado, cada área de competencia se desglosa en niveles desde fundamental hasta experto, proporcionando una ruta clara para que los investigadores desarrollen sus habilidades progresivamente. Este marco apoya a los investigadores individuales en la mejora de sus capacidades, y ayuda a las instituciones a elaborar programas de capacitación y trayectorias de desarrollo profesional que se alinean con los ecosistemas contemporáneos de investigación e innovación (European Commission, 2022).

La integración de los ESG2015 y *ResearchComp* en los programas de doctorado en educación no solo puede aumentar la calidad de estos programas según los estándares internacionales, sino también preparar mejor a los estudiantes para futuras carreras académicas y profesionales, asegurando que tengan las habilidades necesarias para contribuir eficazmente a la sociedad y al avance del conocimiento. Se está poniendo un gran énfasis en la formación de candidatos doctorales en habilidades transversales, que les permitan enfrentar los desafíos actuales de la investigación y la academia. Esto incluye competencias en comunicación científica, ética de la investigación, y metodologías de investigación avanzadas.

5. Tendencias de futuro en el cambio hacia la excelencia de los programas de doctorado en educación

El futuro de los estudios de doctorado es un área que preocupa a las instituciones a nivel europeo, nacional y de las propias instituciones de Educación Superior. El progreso de estos estudios desde el proceso de Bolonia, y su impulso en 2010 con las sugerencias de Salzburgo II, muestra un camino que comienza con estudios fundamentados en el desarrollo de un trabajo de investigación individual único hasta el instante de defensa, que evoluciona hacia una visión amplia del desarrollo de habilidades de investigación y hacia un desarrollo sólido de los nichos de trabajo e inserción laboral más allá de la academia.

En el seminario sobre el futuro de los estudios de doctorado en Europa (CRUE, 2022), se analizó la situación actual de la educación doctoral en Europa a partir de los resultados de varios estudios europeos (Eurostat, OCDE, EUA, EUA-CDE) y la situación en España, en particular para identificar oportunidades y retos futuros (p. ej., el impacto de la digitalización y la ciencia abierta, la sostenibilidad, la ética y rentabilidad social de la investigación y la calidad).

Es un hecho que los estudios de doctorado han experimentado un notable incremento en los últimos años: de 158 000 nuevos doctorados en el año 2000 a 247 000 en 2012, un incremento del 56 % (OCDE, 2014). Y a propósito de tasas de igualdad en la participación femenina en los programas de doctorado, tenemos que en 2022 las mujeres constituían ya el 49 % de los estudiantes que realizan estudios de posgrado (Eurostat, 2024). Durante este último periodo, la proporción de graduados de instituciones públicas con el nivel de doctorado ha permanecido estable, a excepción de Colombia, Estonia, Hungría y los Países Bajos, donde ha experimentado una reducción superior al 20 %.

Numerosos países han puesto en marcha reformas para fomentar y respaldar los estudios de doctorado y la investigación posdoctoral, subrayando el rol esencial de los estudiantes de doctorado y de grado en aspectos de desarrollo económico, innovación e investigación científica. Países como Noruega consideran a los doctorandos como trabajadores y no como estudiantes. En España, mediante el RD576/2023 se ha cambiado la denominación y por ende el concepto de "doctorando/a", se modifican los apartados 1, 3, 4, 6 y 7 del artículo 11 del RD99/20211, y quedan redactados del siguiente modo: "1. Las doctorandas y los doctorandos, que tendrán la consideración de investigador o investigadora en formación".

Además, los programas de doctorado están modulando su enfoque a fin de capacitar a los alumnos, pensando no solo en trayectorias académicas, sino también en puestos asociados al sector industrial, gubernamental y otros campos no universitarios. Esto evidencia un reconocimiento de la variedad de caminos profesionales que los doctorados pueden emprender.

En términos generales, los individuos con grados de investigación avanzados gozan de tasas de empleabilidad superiores en comparación con otros egresados de nivel universitario (licenciatura y maestría combinadas). El ámbito empresarial brinda salarios superiores a los doctores recién graduados que los de la educación superior y el gobierno, aunque también existen oportunidades inequitativas, en función del área en la que se incorporen. En los países miembros de la OCDE, los adultos con un título terciario de ciclo corto obtienen un salario un 20 % superior al de aquellos que solo poseen educación superior. Este beneficio económico se incrementa hasta el 42 % en individuos con un título de licenciatura o similar y hasta el 90 % en aquellos que han conseguido un título de máster, doctorado o similar (OCDE, 2024). Los sondeos efectuados a compañías revelaron que únicamente el 15 % afirmó haber colaborado con entidades de educación superior en la creación de nuevos productos o procedimientos (OCDE, 2019), y se estima que este porcentaje se ha doblado en estos últimos años.

Los datos señalan un camino emprendido hacia programas de doctorado más dinámicos, interdisciplinarios y enfocados no solo en las exigencias académicas, sino también en exigencias sociales, empresarial y del mercado laboral.

A la vista del panorama actual, es razonable proponer tendencias futuras para los programas de doctorado en educación, entre las que destacamos la importancia de mantener la calidad en consonancia con los ESG2015 y los procesos que permiten avanzar hacia el modelo definido por la EA (CRUE 2022; Hasgall, 2019); considerando a los doctorandos como investigadores en formación, estableciendo una variedad de financiación en la educación doctoral (pública, privada y empresarial) y sistemas de calidad internos y externos susceptibles de garantizar el reconocimiento de programas entre los países miembros de la UE.

La colaboración entre instituciones, con programas conjuntos de doctorado, y la adaptación a nuevas tecnologías serán clave para el desarrollo de un verdadero EEES y su Espacio Europeo de Investigación (ERA), competitivo y atractivo a nivel mundial.

La integración de la inteligencia artificial y el análisis de datos en la evaluación de la calidad promete transformar la manera en que las instituciones educativas monitorean y mejoran sus programas de doctorado. Estas tecnologías podrían permitir un enfoque más personalizado y adaptativo en la educación doctoral, mejorando la eficiencia y la efectividad de los programas. Precisamente, los programas de doctorado están integrando, cada vez más, formatos de enseñanza en línea, y también híbridos, lo que aumenta la accesibilidad y flexibilidad para los estudiantes. Esta tendencia se ha acelerado debido al impulso de la inteligencia artificial generativa (IAG), y se espera que continúe evolucionando para incluir más herramientas digitales y plataformas de aprendizaje basadas en estos lenguajes. Se recomienda que las agencias de calidad y programas de doctorado colaboren más estrechamente con el sector tecnológico para explorar cómo las nuevas herramientas pueden ser utilizadas para mejorar la calidad y la relevancia de la educación doctoral.

En definitiva, existe un alineamiento hacia la excelencia de los programas de doctorado, donde los ESG2015 no solo son cruciales para mantener la calidad y la relevancia de estos programas en un contexto europeo, sino que también son esenciales para asegurar que la educación superior europea permanezca competitiva a nivel global.

La colaboración continua entre todas las partes interesadas es fundamental para adaptar y mejorar los estándares de calidad en respuesta a un entorno educativo en constante evolución. La excelencia de los programas de doctorado debe pasar de deseo a realidad constatable, toda vez que los acuerdos requeridos ya se han definido, e incluso las propuestas cuentan con la aprobación de las instituciones responsables.

Referencias bibliográficas

Almerud, M., Ricksten, M., O'Neill, G., Weijden, I., Kaltenbrunner, W., Núñez, L., y De Coen, A. (2022). *Knowledge ecosystems in the new ERA: using a competence-based approach for career development in academia and beyond.* Publications Office of the European Union. <https://data.europa.eu/doi/10.2777/150763>

ANECA. (14-15 de mayo de 2015). *Standards and Guidelines for Quality Assurance in the European Higher Education Area (ESG).* Conferencia Ministerial del Espacio Europeo de Educación Superior en Ereván. <https://www.eqar.eu/kb/esg/>

ANECA. (2020). *Estructura y funcionamiento de la Comisiones que evalúan Enseñanzas Oficiales de Doctorado. División de Evaluación de Enseñanzas e Instituciones.* <https://www.aneca.es/personas-evaluadoras-por-comisiones-doctorado-verifica>

ANECA. (2022). *Protocolo de evaluación para la verificación y modificación de los Programas de las enseñanzas oficiales de Doctorado.* REACU. <https://avap.es/wp-content/uploads/2022/03/3-2022-02-03_REACU-ProtocoloEvaluacion-VerificacionModificacionDoctorado.pdf>

CRUE. (2022). *Seminario futuro de los estudios de Doctorado en Europa.*

EQAR. (2020). *Use and Interpretation of the ESG for the European Register of Quality Assurance Agencies.* European Commission. <https://www.eqar.eu/register/decisions/>

EU. (2023). *The European competence framework for researchers.* European Commission. <https://research-and-innovation.ec.europa.eu/system/files/2023-04/ec_rtd_research-competence-presentation.pdf>

European Commission. (2022). *Knowledge ecosystem: defining a European competence framework for R&I talents.* Publications Office of the European Union. <https://data.europa.eu/doi/10.2777/1117>

Eurostat. (2024). *Students enrolled in tertiary education by education level, programme orientation, sex, type of institution and intensity of participation.* <https://ec.europa.eu/eurostat/databrowser/product/page/EDUC_UOE_ENRT01>

Hasgall, A. (2019). *Doctoral Education and the Sustainable Development Goals.* European University Association. <https://eua.eu/resources/expert-voices/120:doctoral-education-and-the-sustainable-development-goals.html>

Hasgall, A., Saenen, B., y Borrell-Damian, L. (2019). *Survey: Doctoral Education in Europe Today: approaches and institutional structures.* European University Association. <https://eua.eu/downloads/publications/online%20eua%20cde%20survey.pdf>

ImpEA. (2022). *Guide for QA Agencies.* <https://impea.eu/guide-for-qa-procedure/>

OCDE. (2014). Who Are the Doctorate Holders and where Do Their Qualifications Lead Them? *Education Indicators in Focus,* (25). <https://doi.org/10.1787/5jxv8xsvp1g2-en>

OCDE. (2019). *Education at a Glance 2019: OECD Indicators.* OECD Publishing, <https://doi.org/10.1787/f8d7880d-en>

OCDE. (2024). Equidad en la educación y en el mercado laboral: principales conclusiones de Panorama de la educación 2024. *Perspectivas de política educativa de la OCDE,* (107). <https://doi.org/10.1787/b502b9a6-en>

REACU. (2022). *Protocolo de evaluación de titulaciones universitarias conjuntas internacionales conforme al enfoque europeo para el aseguramiento de su calidad "European Approach for Quality Assuranceof Joint Programmes".* REACU. <https://www.aneca.es/documents/20123/164168/2022-04-29_REACU-ProtocoloTitulosConjuntosInternacionales.pdf/43126081-d3af-9fae-c975-59bc12d077c4?t=1677154983869>

Real Decreto 576/2023, de 4 de julio, por el que se modifican el Real Decreto 99/2011, de 28 de enero, por el que se regulan las enseñanzas oficiales de doctorado; Real Decreto 1002/2010, de 5 de agosto, sobre expedición de títulos universitarios oficiales; y el Real Decreto 641/2021, de 27 de julio, por el que se regula la concesión directa de subvenciones a universidades públicas españolas para la modernización y digitalización del sistema universitario español en el marco del Plan de Recuperación, Transformación y Resiliencia. *Boletín Oficial del Estado, 170,* de 18 de julio de 2023. <https://www.boe.es/eli/es/rd/2023/07/04/576>

Real Decreto 822/2021, de 28 de septiembre, por el que se establece la organización de las enseñanzas universitarias y del procedimiento de aseguramiento de su calidad. *Boletín Oficial del Estado, 233,* de 29 de septiembre de 2021. <https://www.boe.es/eli/es/rd/2021/09/28/822/con>

Real Decreto 99/2011, de 28 de enero, por el que se regulan las enseñanzas oficiales de doctorado. *Boletín Oficial del Estado, 35,* de 10 de febrero de 2011. <https://www.boe.es/eli/es/rd/2011/01/28/99/con>

Epílogo: "Singularidad"

Alfredo Jiménez Eguizábal
Universidad de Burgos

En un epílogo, invariablemente, se vehiculan de modo entrelazado y equilibrado emociones y conocimientos, más o menos pertinentes.

Emoción provocada por el respeto y admiración hacia el nutrido grupo de profesores organizadores del Simposio Internacional sobre el Doctorado en Educación. Conocimiento y acción transformadora (mayo de 2024) y de su posterior publicación, con motivo de la celebración de los 50 años de los estudios de pedagogía en la Universidad de Santiago de Compostela. Dos rasgos peculiares destacan en la personalidad y comportamiento de estos investigadores. Por un lado, su curiosidad, afán e interés por roturar los campos del saber y ampliar los márgenes del conocimiento pedagógico, desvelando con sutileza y sagacidad su capacidad transformadora y, por otro, una dedicación, irrestricta y siempre despierta a la inventiva, al oficio de aprendiz, adoptándolo como norma de conducta profesional. Sin duda, causas que determinan la celebración del simposio y la publicación de esta obra.

Emociones, pero también conocimientos. Ya hace un cuarto de siglo, recordaba, con toda pertinencia y maestría, el académico Dr. Víctor García de la Concha en su Lección Inaugural de Apertura de Curso 2000-01 en la Universidad de Salamanca, lo que afirmaba Virginia Woolf, analizando un viejo precepto fundamental de la retórica: "Saber para quién se escribe, es saber cómo hay que escribir". Y así, en las precisiones y consideraciones, primero debatidas y posteriormente plasmadas en esta publicación, comprobamos de inmediato la fiabilidad, rigor y crítica, que implica desde su raíz etimológica griega la capacidad de juzgar, analizar, e interpretar la construcción del conocimiento pedagógico, aportando a lo largo de los distintos capítulos, con admirable precisión, datos, conceptos y relaciones inéditas en torno al Doctorado en Educación.

Pero ¿dónde radica el atractivo especial de esta iniciativa? Tal vez, un indicio de aclaración, reconociendo la legitimidad de otras propuestas, venga sugerido por la expresión cargada de semántica "Singularidad". Por distintos motivos, aspirante a palabra del año 2024.

El volumen tiene el mérito especial de llamar la atención sobre uno de los aspectos actuales más apasionantes y con mayor dignidad académica, el Doctorado en Educación, que hunde sus raíces en la creación de los estudios de pedagogía en la Universidad de Madrid (1932) y un año después en la de Barcelona.

Gracias a la enriquecedora y prolífica tarea de diseñar programas de doctorado a lo largo de las últimas décadas relacionados con las formas de entender y practicar la educación dentro y fuera de las aulas, se han podido completar y perfilar los condicionamientos y las coberturas epistemológicas, curriculares y organizativas en las que cobra sentido una original propuesta para la colación del grado de doctor.

Sin restar mérito a los progresos, también inflexiones, en la genealogía del Doctorado en Educación, por supuesto extensible a otros campos de conocimiento, la crítica viene considerando, de manera unánime, que en su desarrollo no se ha prestado la debida atención a los intereses y prioridades de los entornos sociales, económicos e incluso políticos. Circunstancia que ha limitado su reconocimiento y valor público, así como las cotas de su acción transformadora.

Afortunadamente, si bien a ritmo demasiado lento, la política educativa y la comunidad académica han reparado, sin necesidad de negar la propiedad y autenticidad de la investigación básica, en el carácter aplicado de la investigación doctoral. Orientación que explica la relativamente reciente plasmación del doctorado industrial, en cuyo seno el mejor encaje de la educación pasa, inequívocamente, por añadir una reinterpretación profesionalizadora.

Y justamente en estas coordenadas, encontramos las contribuciones del libro, centradas en advertir la singularidad del Doctorado en Educación, analizando sus rasgos y promoviendo nuevas rutas para vehicular su contribución a la sociedad. Propósitos ambiciosos entre los que se erige como un verdadero descubrimiento, con alto potencial creativo, la implementación de un Doctorado en Educación con la Administración educativa, manejado con profundidad y acierto de difícil superación en Galicia por los organizadores de la propuesta, si bien susceptible de proyección y réplica en otros entornos geográficos.

Un doctorado con implicación efectiva y afectiva de la Administración educativa proporciona la posibilidad de investigar una gran heterogeneidad de aspectos educativos en clara interacción con la práctica, amplía y revitaliza la interdisciplinaridad del conocimiento pedagógico, la pujanza de su acción transformadora y promueve la revisión de la cultura de la escuela, incluida su dimensión material, y el oficio docente. Ello sin excluir, lógicamente, el desarrollo en paralelo de otras iniciativas que presten atención a la dimensión social de la educación con implicación de otras entidades administrativas.

No estamos ante una simple moda formalista o un "mero andar a tientas" en afamada expresión kantiana. Por el contrario, en el conjunto de esta obra colectiva el lector encuentra propuestas cognoscitivas, prácticas y evaluativas – un saber para hacer–, imprescindibles para entre todos –*in solidum*– configurar una nueva investigación doctoral en educación, más aplicada y comunitaria, también más interpretativa, transformadora, provocadora e interdisciplinar.

Queda por delante, además de la insistencia en el detalle de los cauces interpretativos, profundizar en las dimensiones estratégicas, estructurales y operativas del singular invento y ponerlo a salvo de imposturas, conjuras y recelos que históricamente han dado al traste con otros prometedores descubrimientos pedagógicos.

El porvenir de la educación depende sin duda de la capacidad creativa para proponer soluciones originales. Esta es, sin duda, una de las mejores contribuciones de esta entrega editorial, mostrar un cierto sentimiento de inconformismo, un marcado deseo de organizar el Doctorado en Educación de otro modo. Y no solo estamos ante una actitud intelectual y una llamada de atención que se afana por mostrar su singularidad, no siempre reconocida y respetada, marcando un nuevo rumbo, sino también ante el desarrollo de una estrategia ya madura y avanzada de plasmación institucional y curricular del Doctorado en Educación con la Administración. Una convocatoria a renovar los discursos y prácticas, un aldabonazo sobre la acción transformadora de la investigación educativa en la formación de ciudadanos y ciudadanas libres, requisito fundamental para la construcción de una sociedad más cosmopolita, inclusiva, equitativa, plural y emancipada. Una buena forma de anticipar nuevos tiempos de esplendor renacentista frente a tópicos de estudiantina.

Semblanzas de los autores

Miguel A. Santos Rego

Catedrático de la Universidad de Santiago de Compostela (USC). Ha sido investigador y profesor visitante en las universidades de Florida International, Illinois, Johns Hopkins y Texas en EE. UU. Autor de cuarenta libros y unos doscientos artículos en revistas de acreditada solvencia en el ámbito de las ciencias de la educación, junto a la dirección de 37 tesis doctorales y 23 proyectos de investigación. Premio Nacional de Investigación Educativa. Ha sido vicerrector de Profesorado de la USC. Actualmente preside la Comisión Gallega de Informes, Evaluación, Certificación y Acreditación (CGIACA-ACSUG), además de coordinar el grupo de investigación Esculca, reconocido como grupo de referencia competitiva en el sistema de I+D (https://www.usc.es/esculca/).

Kirsi Pyhältö

Es profesora de Educación Superior, en el Center for University Teaching and Learning (HYPE) de la Universidad de Helsinki, en Finlandia. También es profesora extraordinaria en la Universidad de Stellenbosch, en Sudáfrica. Sus intereses de investigación incluyen la educación doctoral y las carreras investigadoras, el aprendizaje y el bienestar, y la escuela y el desarrollo profesional del profesorado. Lidera dos grupos de investigación: Doctoral Education and PhD Careers y Learning and Development in School.

Isabel Menezes

Doctora en Psicología con habilitación en Ciencias de la Educación por la Universidade do Porto, donde es profesora catedrática. Está en la dirección del CIIE-Centro de Investigação e de Intervenção Educativas. Investiga la participación cívica y política de la infancia, jóvenes y adultos/as, y cómo la educación puede favorecer la relación con la política, especialmente en situaciones de vulnerabilidad. Autora de estudios sobre responsabilidad social de las universidades y educación doctoral.

Patrícia Alves

Psicóloga, con un máster en Gestión de Recursos Humanos y doctora en Ciencias de la Educación. Trabajó en la gestión de la educación superior durante más de 10 años. Actualmente es investigadora *junior* en el Grupo de Gestão de Lesões Precursoras e Cancro Precoce del Centro de Investigação do IPO-Porto. Sus intereses de investigación incluyen la educación doctoral, la educación superior, la educación médica, la promoción de la salud, la educación para la salud y la alfabetización en salud.

Jesús Miguel Muñoz Cantero

Catedrático de la Universidad de A Coruña, donde es director del Departamento de Didácticas Específicas y Métodos de Investigación y Diagnóstico en Educación. Presidente de la Asociación Interuniversitaria de Investigación Pedagógica (AIDIPE). Sus líneas de investigación se centran en la calidad educativa, integridad académica y atención a la diversidad.

Ana Porto Castro

Profesora titular de universidad del Área de Métodos de Investigación y Diagnóstico en Educación (MIDE) de la Universidad de Santiago de Compostela. Coordinadora del Grupo de Investigación IDEA (Investigación, Diagnóstico y Evaluación Educativa). Sus principales líneas de investigación son la honestidad e integridad académica; diversidad y educación inclusiva; género y educación. Estos temas han dado lugar a proyectos de investigación, tesis doctorales y publicaciones en revistas, libros y congresos científicos.

Albert Sangrá

Catedrático de los Estudios de Psicología y Ciencias de la Educación de la Universitat Oberta de Catalunya (UOC), y director de la Cátedra UNESCO de Educación y Tecnología para el Cambio Social. Es investigador del grupo de investigación Edul@b y, actualmente, también es director del Programa de Doctorados Industriales de la Generalitat de Catalunya y presidente del *EDEN Digital Europe Fellows Council*. Es miembro del equipo fundador de la UOC.

Juan Llanes

Doctor en Educación y Sociedad. Profesor titular de Universidad en la Facultad de Educación en la Universitat de Barcelona. Vicedecano de Investigación, Doctorado y Calidad. Coordinador del grupo de innovación INTERMASTER, investigador en el grupo TRALS "Transiciones Académicas y Laborales" y miembro del Institut de Recerca en Educació. Áreas de interés:

Educación Superior, orientación e identidad profesional, dimensión social y participación, competencias de gestión de la carrera y educación de adultos.

Jordi Alba
Máster universitario en dirección de empresas por la UOC y graduado de la X edición del programa Vicens Vives de ESADE. Actualmente director técnico del Pla de Doctorats Industrials de la Generalitat de Catalunya, y miembro del equipo fundador del mismo, y colaborador de las direcciones generales del Departament de Recerca i Universitats. Durante más de 15 años ha liderado, impulsado y gestionado políticas públicas dirigidas al sistema universitario catalán.

Manuel Souto-Otero
Doctor en políticas sociales por la Universidad de Oxford (Inglaterra). Catedrático de Políticas y Sociología de la Educación en la Universidad de Bristol (Inglaterra). Anteriormente fue catedrático en la Universidad de Cardiff (Gales). Sus áreas principales de trabajo son el vínculo entre la educación y el trabajo, el reconocimiento del aprendizaje, la internacionalización en educación y la evaluación de políticas educativas.

Eva María Olmedo Moreno
Doctora en Pedagogía por la Universidad de Granada, donde es catedrática de Métodos de Investigación y Diagnóstico en Educación. Su principal línea de investigación es "investigación en la transformación de los contextos y aprendizajes", tema sobre el que dirige el grupo de investigación ITACA-HUM983 (https://grupoitaca.ugr.es/datos_inicio/). Es coordinadora del Programa de Doctorado de Ciencias de la Educación en la UGR y directora de RELIEVE.

Juan Alfredo Jiménez Eguizábal
Catedrático de la Universidad de Burgos, donde ha sido vicerrector. Ha dirigido programas de doctorado en universidades de Chile, Colombia y México. Coordina un Programa de Doctorado en Política Educativa con mención de calidad. Miembro del Consejo Escolar de Castilla y León, de cuya Agencia para la Calidad es secretario de la Comisión de Evaluación del Profesorado Contratado. Evaluador de la ANECA y de las agencias del País Vasco, Galicia y Cataluña de calidad universitaria.

www.ingramcontent.com/pod-product-compliance
Lightning Source LLC
Chambersburg PA
CBHW050532190326
41458CB00007B/1748